ドライニードル入門

―筋・筋膜へのハリ刺激法―

小田博久

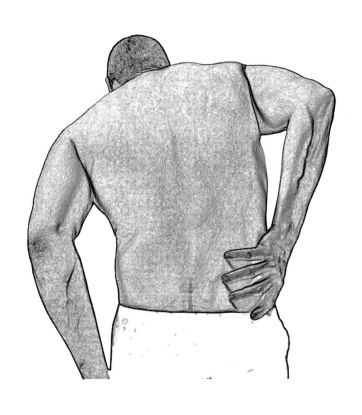

浪速社

序

　ドライ ニードル Dry Needling（以下ドライ ニードル）は、非常に細い針を使って筋肉の拘縮や痙縮、緊張を弛緩させる手技の一つです。日本語名については、米国の針灸師の協会であるNCCOMによる清潔な針手法がClean Needle Technique（以下CNT）となっており、名詞は形容詞のように使用できるので、ドライ ニードルと日本語表記した次第です。

　ドライ ニードルは、液体の麻酔薬を注射すること、すなわちWet Needlingに対する言葉として採用されました。非常に細い針を使用することにより、筋肉や筋膜の痛みに対して、液体の麻酔薬を注射する効果に勝るとも劣らない効果を上げ得ることが分かったからです。
ドライ ニードルを広く行っているAmerican Physical Therapist Association APTAでの施術時間などを一応の参考にしているところもありますが、本稿で紹介するドライ ニードルは、欧米で行われている手法の単なる紹介ではありません。本書では、私が1980年ころから行ってきた手法を紹介しています。針による機械的刺激に加えて、「**低周波通電刺激**」を行う方法です。

　使用する針は30から50㎜の長さで直径0.17から0.24mm程度の細い針灸用のものを使用します。残念ですが単相矩形波通電できる伊藤超短波製のIC1107は2017年3月で日本国内での販売が中止となりました。非常に人気のある製品で、海外での販売は継続して行われています。このため、日本国内で新たに電気刺激機器を求める人には、単相ではありませんが使用に便利なセイリンが販売するPicoretをお勧めしています。

　欧米ではドライ ニードルを行っている者は、ドライ ニードルは針灸ではなく別物であると主張する者が多いのですが、本稿では刺激部位の体表上のおおまかな場所を示すために目印 land markとして経穴名を使用しています。また、東洋医学の概念である経脈は、長年の経験により体験された身体何らかの関係を示すものですので、考え方を利用することも時には有効かと考えます。従って、経脈を否定するものではありません。

　確実な効果を短時間の施術による出す針施術を習得するのは難しく、実際の手技について、どのように具体的に行うかを記載されていることは希でした。体表上の部位が記載されてあっても、針刺入の方向や深さ、そしてその刺入するハリ先の感触が記載されているものも希です。本マニュアルではできるだけ詳しく解説し、習得していただけるように工夫しました。

　ドライニードルは「**圧痛点療法**」であり、針灸術における「**雀啄**」と「**刺針転向法**」を用いるテクニックです。ドライニードルは、エビデンスに基づく医療ではありません。針を使用するのでsham needle（針を使用しないで針を使用していると思い込ませること）ができないからです。

小田博久

目 次

ドライ ニードルの目的 ……………………………………1
目標部位 …………………………………………8
針操作 ……………………………………………11
押し手 ……………………………………………14
立ち位置 …………………………………………15
施術箇所数と効果 ………………………………16
痛み ………………………………………………19
ドライ ニードルの用途 …………………………21
目標とする筋肉部位の性質 ……………………21
刺激とは変化 ……………………………………22
ドライ ニードルの目的 …………………………23
圧痛点治療とドライ ニードルの違い …………24
圧痛点 Tender Point とは ………………………26
使用する針 ………………………………………27
Trigger Point ……………………………………29
施術部位の探索方法 ……………………………30
施術方法 …………………………………………31
ドライ ニードルに電気を用いる方法 …………33
矩形 ………………………………………………34
矩形波通電におけるドライ ニードル操作 ……35
周波数の選択 ……………………………………38
ドライ ニードルに電気を使用する理由 ………40
低周波置針通電刺激と DN の通電による筋収縮の違い …41
矩形波電気針と直流電気針 ……………………42
針施術の東洋医学理論 …………………………43
施術の準備 ………………………………………44
内出血を避けるための問診 ……………………45
Clean Needle Technique …………………………45
ツボの種類 ………………………………………48

代表的な施術箇所 …………………………49
上天柱 …………………………………49
鍼刺入の体位 …………………………52
交感神経系と天柱・風池 ………………52
風府 …………………………………53
K点 …………………………………53
触診 …………………………………54
後頭神経痛 occipital neuralgia …………57
完骨 GB12 ……………………………57
触診 …………………………………57
肩外兪 …………………………………58
肩中兪 …………………………………59
定喘 …………………………………60
頷厭、懸顱、懸釐 ………………………61
風府（GV16）…………………………62
肩井 …………………………………63

神経軸索の絞扼 …………………………65
秉風 …………………………………65
棘上筋腱部 ……………………………66
天宗 …………………………………68
棘間靭帯 ……………………………69
肩貞（S19）……………………………70
肩甲下筋 Subscapularis muscle …………71
前鋸筋 Serratus anterior muscle …………72

肩関節の治療 ……………………………72
肩の圧痛点 ……………………………72
肩関節の異常 …………………………74
厥陰兪 …………………………………75
膏肓 …………………………………76

内臓の疾患 ………………………………78

腰痛 ………………………………………79
中臀筋 …………………………………81

歴史 …………………………………………………81
索引 …………………………………………………84

ドライ ニードルの目的

　ドライニードルの目的は、「針刺激による得気」を得ることにあります。直接的には、針施術のヒビキは"酸・脹・鈍・重・麻"と表現されますが、"酸"は中国の文化の中での表現であって、他文化の知覚表現には見当たりません。酸の知覚とは熱くはぜるような針刺激のヒビキ感覚です。

　反応のある部位に針施術すると何らかの感覚を励起します。鋭い痛み以外の針による感覚励起（針を受けている感じ）を"得気（気を得る）"と呼びます。すなわち"針のヒビキ"です。この得気が十分強いと筋肉の単収縮が起こります。この鍼刺激による筋の収縮は中枢の運動域の障害（脳溢血や脳梗塞）や筋萎縮性側索硬化症（ALS）に罹患して動かなくなった筋肉では起こりません。

　ドライ ニードルは筋の異常反応に対するテクニックです。この反応とは、筋肉や腱の拘縮や緊張、正常な状態よりも感覚が鋭敏になっている（感覚の閾値が低い）部位のことです。このような部位を触知し、その深さまで針を押し進めて針周囲の血流を改善し、筋の局域的な緊張を寛解することが目的です。

圧痛点はツボ

　指頭による圧痛部位は、病的な状態による反応であり、"刺激に対する感受性が高くなっている部位"（阿是穴：押さえられると、「ああこれツボなり」。または「ああそこそこ」）であるので、ツボそのものであると考えられています。刺激の閾値が低いのは機械的刺激にも、また電気的刺激にも感受性が高いということです。

　ドライ ニードルは圧痛点療法です。ただし、体の中には普通の状態であっても手三里、肩甲骨内上角などのように圧迫に対して感受性の高い部位があります。これらの体幹にある部位は体の弱点として武術などに応用されています。骨に対して押し付ければ痛みが出ますがこれらは圧痛点ではありません。また、強い力で押して痛みが出るのは当然ですからこれもツボではありません。

　圧痛点は、第一層の筋にあるとは限りません。触診する場合は、第一層の筋とそれよりも下にある筋肉を区別する必要があります。　ドライ ニードルでは、筋肉と筋膜、硬

結、筋索状物、あるいは筋全体の緊張を直接の施術対象とします。

注射針と針の先端の違い

　注射針の先端は、刃のようになっており、組織を切って入ります。針灸用のハリは槍のように尖っており、組織を押し分けて入ります。また、その直径を比べてみると、針灸用のハリは注射針と比べて比較にならないほど細いです。このため、鍼灸用の針のもたらす組織損傷は注射針による組織損傷に比べて非常に小さいです。

注射針では刺している針を引き上げて方向を変えて何度も刺すと大きな組織損傷となります。細い鍼灸用の針を用いて、刺入方向を変えて数回刺入しても注射針のように大きな組織損傷をもたらしません。このため、ドライ ニードルでは刺鍼転向法と呼ばれている刺入方法（針をいったん引き上げて、方向を変えて再び刺入する）を用います。

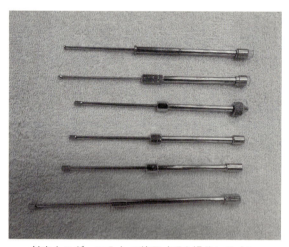

針をホルダーに入れて使用すると操作しやすい

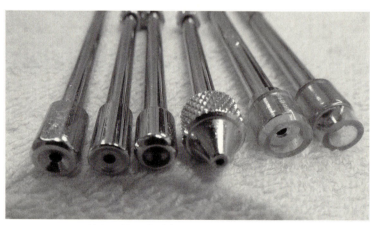

針ホルダー（松森裕司氏コレクションより）

針を組織に圧入するのがコツ

　発痛物質は痛み感受性を高めます。ドライニードルは、この痛みに敏感な部位をねらって針刺激を行います。

　手順は以下のとおりです。痛みが発生する体の位置や動作により、あるいは運動制限があれば、どの筋肉や腱であるのかを推定します。解剖学的に推定しますが、痛みを発生する大本（トリッガーポイントとも称されます）は大体同じ場所です。これは、身体には共通した弱点があるからであると考えられます。

　触診して刺激部位を決めます。触診は指先の下にある皮膚を筋肉上でスライドさせて、その下の筋肉の状態を調べます。指と筋肉の間にある皮膚を介して、筋肉の状態を調べます。皮膚上に指を滑らせるような触診はしません。

1. 皮膚を清浄にして、針の入った針管を置きます。

2. 押し手で筋肉をしっかりと固定します。押し手を押し付ける。あるいは親指と人差し指に対して中指、薬指、小指の三本で筋肉をしっかりと把持固定します。針灸術のように押し手を軽く置くと言ったことはしません。

3. 鋭い痛みは皮膚で発生します。このために皮膚をたるませないように切皮（針による皮膚の貫通）します。「一発叩打」と称されて嫌われ、下手であるとされていますが、できるだけ一気に切皮するべきです。また、皮膚がスライドして筋肉と皮膚の間で針が挟み込まれないようにしなければなりません。皮膚の知覚は位置をかなり正確に知る事ができます。このため、皮膚上の位置を経穴とする場合は、皮膚上の位置を大切にするために何回にもわけて皮膚を貫通させるのかもしれません。しかし、ドライ ニードルでは皮膚上の位置は重要ではありません。三次元的な立体を考えて、筋肉内の目標に針をしますから、皮膚は痛みを起こさないように素早く貫通することが望ましいのです。ただし、皮膚に緊張があれば、針を皮膚に押し入れても痛みは発生しませんから皮膚の緊張を保つことができれば、針を押し入れても鋭い痛みは発生しません。

4. 切皮後、針をゆっくりと圧入して敏感な組織を探します。ゆっくりと圧入して行き、針先に硬いものが触れると、そこが目標の筋膜または筋肉です。圧入してゆくときに、ハリが曲がらないように、針柄を軽くしかし確実に保持します。針柄を強く

握るとそれだけで針体が曲がっていることがあるので注意が必要です。針体が曲がるとハリがあらぬ方向に進む可能性があります。また、針が曲がると圧入する力が阻害されます。

5. 圧入してゆくと硬い組織に触れます。それまでは通常いわゆる針のヒビキは発生しません。硬い組織を押し、または中に刺入してゆくと針のヒビキが発生します。この部分が目標であることが多いです。

6. 硬い組織にあたったら、押して素早く引き上げる雀啄操作 をその位置で繰り返します。数ミリなら硬い部分に入ってもかまいません。

7. やや柔らかくなったらさらに針を進めます。ヒビキが出ます。針先にまた硬いものが触れると、そこは次の目標の筋膜または筋肉です。

8. 同様の操作をします。

10. 上記6〜9の間に、筋硬結にハリ先が触れると一度筋収縮が起こることが多いです。この収縮があると、硬結とともに一挙にその筋全体の緊張も緩みます。タコ糸状（索状）の硬いもの Pulpable Taut Band が筋肉に数条ある場合は，刺鍼転向法によりその硬い索状硬結に触れて単収縮を起こさせます。筋全体の緊張、球あるいは貨幣状の局域的緊張（硬結）、索状硬結などの種類がありますが、硬結部位に針を進めることが重要です。緊張が高いと筋は単収縮を起こします。

11. 雀啄刺激は、ギシギシした感覚があれば、スムースになるまで、さらに針に肉がまといついてくるような感じになれば、魚釣のようにその感覚を引き上げるようにします。吸い込まれるような感じになりますが、この時は針のヒビキがあり良い刺激になっています。締め付けられるあるいは吸い込まれるような感じが少し弱くなったときに針を抜きます。

12. 右にひねり同時に刺入し、左にひねり同時に引き上げる雀啄撚鍼術は、あらゆる部位での催気の法として使用できます。この場合の刺激は1秒間に3回以上の回数で行います。3回以上だとC繊維の発火の重積が起こりますからドシンとした鈍い感覚（針のヒビキ）を励起できます。

ドライニードルはテクニック

　ドライニードルは、テクニックです。反応がある部位にドライニードルを用います。針刺入による針先は文字通りのピンポイントですから、目標にうまくあたらなければ、"少し引き上げて刺す（針刺入の方向を変える）刺針転向法"を行います。

深層筋の緊張や攣縮

　深層筋の触診はできません！しばしば説明されている硬結や索状硬結、筋の緊張を探すと言った目標は表層筋でしか触診できません。このため、"指頭による圧迫に対する応答"を確かめる必要があります。

　深層筋であっても表面からの圧迫に反応します。圧痛があります。経穴は皮膚上の位置ですが、ドライニードルでは皮膚位置は問題ではありません。筋肉に目標を求めます。

　体表から圧迫して、他部位よりも痛いと言う場所が目標部位になります。圧迫した方向に目標があるので、"針刺入の方向は、圧迫方向と同じ"でなければなりません。このことは非常に重要です。どうしても習慣的に皮膚上の位置を最重要視しますが、目標は皮膚上の位置ではありません。目標は身体の皮下にある筋肉や腱です。

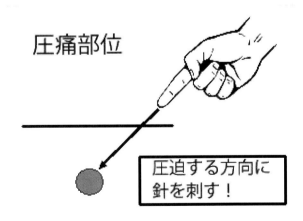

触診

擦過と圧迫

　圧痛部位（刺激に対する感受性が高い部位）が点であるとは限りません。小さい塊（米粒大）から碁石大のもの induration、タコ糸のようなもの palpable band、taut band、筋肉全体が硬いなどが触知されます。

　これらを触診するには前述したように、触診は第一層の筋肉の表面を調べるので、"指頭と皮膚を密着させて、筋肉の上で皮膚を滑らせます。皮膚を介して筋肉の表面の状態を調べる方法です。良く分かるのは、首と肩関節の間の僧帽筋の腹側です。また、背側においてもしばしば観察できます。

- 指頭を皮膚に密着させます。
- 筋肉の表面を、指頭を密着させた皮膚を滑らせます。
- 筋肉の緊張を調べるのは指頭による圧迫によります。

　硬結や索状硬結を軽く圧迫すると痛みを発生します。感受性が著しく高まっているところでは、飛び上がる程痛いのでジャンプサイン Jump Sign と称されることもあります。強く押さえる。あるいは骨に向かって押さえるとある程度の痛みは誰にでもあります。同じように押さえても正常部位では痛みを感じないが、目標筋肉部位では痛みが出ます。

　僧帽筋や一部の紡錘筋は拇指と中指、または示指で摘んで、中指または示指でもって皮膚をスライドさせてその下の筋肉中の硬結、あるいは索状物を触診します（圧擦診）。

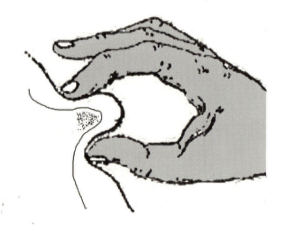

　大臀筋下の中臀筋や小殿筋も硬くなっている場合は、大臀筋を通して触診できます。触診の場合、指頭直下の組織は薄く感じますが、実施は感じる厚さの数倍であることが多いです。

　肩甲骨内上角を強調するような体位をとって、皮膚の下に骨があるという感触を得て

も、実際には 1 ㎝ 近い皮下組織がある場合もあります。触覚だけに頼らずに、解剖学的な形状を念頭に置いた刺針も大切です。体格差、また死体では体組織が縮んでいることが多いので、いろいろな要素を含めて考える必要があります。

触診は、拇指または示指を皮膚に密着させて、その皮膚を筋肉上でスライドさせることにより筋肉表面の状態を触知します。皮膚をなでるのではありません。 上背部の筋肉にDNを施術する場合、筋肉は中程度の長さに伸びている、あるいは完全な緊張状態には無いことが大切です。

伏臥位もしくは椅子に座った状態で、腕をテーブルに置き、その手の甲に額を置く姿勢で触診と施術を行います。腕の位置で僧帽筋が緊張しないように調整します。

特に僧帽筋の触診には、

- 母指で背面から固定しておいて中指でもって腹側の僧帽筋を触診します。この時、タコ糸のようなもの（索状硬結）、または米粒から小豆大の硬結を触れることがあります。
- 中指と示指で腹側から固定しておいて、母指と皮膚を密着させて、筋の上を皮膚をスライドさせることによって、僧帽筋の Dorsal（背側）からの触診を行います。索状硬結や硬結を触れることは稀で、僧帽筋辺縁にゴムのチューブのような

塊、あるいは肩甲骨内上角につながる柔らかい消しゴムのようなものを触れることがあります。

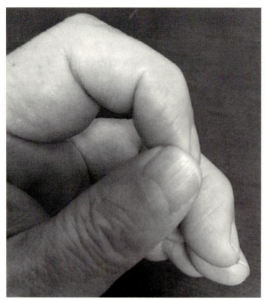

中指と薬指を母指と示指に対抗させて、その間に筋肉を挟みます（僧帽筋や大胸筋）。

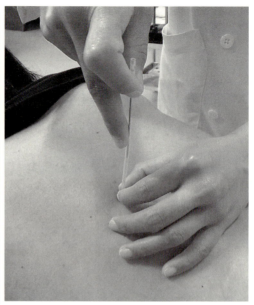

母指と示指は、切皮において鍼管を保持します。

テーブルに頭と腕を載せて僧帽筋をリラックスさせます。　座位で腕を下におろした状態では、僧帽筋を十分につかめません。

目標部位

ドライニードルの目標部位は、圧痛部位、神経ブロックでの麻酔部位、筋攣縮様拘縮部位です。ただし、神経ブロックで用いられる軸索や硬膜の麻酔部位には行いません。標的部位は、"筋肉全体の緊張が高まっている（硬くなっている）"、"虚血状態でミオシンの中にアクチンが入りこんだ状態になっている"、炎症、または虚血状態において、"発痛物質が溜まっている"部位であると推定されています。

しかし、これは推定です。筋の長さ受容器である筋紡錘（人では5mm程度とされています）の異常、あるいは筋の緊張受容器であるゴルジ腱器官（腱の部分だけではなく、筋肉側にもかなり分布しています）である可能性もあります。筋紡錘への針は注目しても良いかと思います。

筋肉全体の緊張が高まっているのは、

- ◆ 腰痛などで深層筋が緊張している
- ◆ 五十肩で肩甲上神経が棘上筋により絞扼を受けている場合
- ◆ 内臓からの反射で脊柱起立筋が緊張している場合

などがあります。

　局域的に虚血状態でアクチンがミオシンの中に入りこんだ状態になっている、あるいはアクチンがミオシンの中に入り込んでしまっており"タコ糸のような緊張"をその部分だけ呈する部分が目標です。筋繊維がタコ糸状に連なって堅くなっている場合と一部だけが堅く膨らんだような感触を得ることもあります。

　いわゆる発痛物質は、痛みに対して敏感になる状態を作るのであり、そのもの自体が痛みとなるわけではありません。痛みに対する感受性が高まるので、他では痛みとして感じない圧迫であっても痛みとして感じるわけです。ドライニードルの施術部位は、指で押すと圧痛がある（圧痛点）、経験的に麻酔薬を注射している部位（特に腰痛）であるとも言えます。

　主なDN部位は、

・筋肉がタコ糸のように堅い、米粒、あるいはタコの刺身片のような感触部位。

・筋全体に異常な緊張がある（特に腰痛の場合）

があります。

針刺入部位の消毒

　皮膚には常在菌や寄生虫がいるので滅菌はできませんが消毒はできます。しかし、毛穴や皮溝を消毒することは困難です。針刺入部位の消毒は臨床上、できるだけ清浄にするということしかできません。大きな切開手術をするわけではなく、針刺入は非常に小さな面積に行いますからせいぜい数cm^2の範囲をアルコール綿で拭います。死体をお湯などで清める湯灌をするように広範囲を拭う必要はありません。ヒビテンアルコールなどを使用する術者もいますが、界面活性剤とアルコールの混合物はそれほど必要とされません。エチールアルコールで皮膚が赤くなる人も多いので、70％イソプロピルアルコールの使用が適切かと考えます。

針の刺入

　皮膚を清浄にした後、日本の針灸学校では前揉と称して「刺激に馴らすため揉む」ことを教えます。しかし、今から刺激するのですから「予め刺激に馴らす必要はありません」。また、針を抜いた後も「刺激を散らすため」と称して揉みます。出血していても揉ませますが、理屈に合いません。これはおそらく江戸時代の杉山流において、「按摩をして、残ったコリ感のあるところに針をして、そして揉んで仕上げる。」という伝統を守っているからであると考えられます。ドライ ニードルでは前揉や後揉は行いません。

　皮膚を清浄にした後、指頭で刺すべき部位を探る習慣がありますが、せっかく清浄にしているのですから触らないほうが良いです。刺入する部位は清浄にする前に探っておいて、その部位に針が入った針管を置きます。そして押し手で針管を皮膚上に固定します。この場合、下の筋肉と皮膚がずれないように、また筋肉も固定するようにします。

　日本の針灸学校では、「最初の刺入（切皮）を数回に分けて行う、さらに、針管を叩いてはいけない。」と教えます。これはお作法的な意味合いにしか過ぎず、針管を叩いても何の不都合もありません。鋭い痛みは皮膚から出ます。皮膚の歪みからこの痛みは出やすいので、皮膚をピンと張って、多種の知覚豊富な皮膚を素早く貫通させます。お灸は表在刺激ですが、ドライ ニードルは深部組織を刺激するのが目的です。したがって、できるだけ痛みを起こさない最適な方法で皮膚を貫通します。

　針管に入った針を皮膚上において、針管から出ている針柄の頭を押して皮膚に刺入しても皮膚の緊張があれば、痛みは殆どの場合起こりません。

　このように痛くない切皮には、針管をあまり強く皮膚に押さえつけないで、できるだけ皮膚の緊張状態を保ちながらの針柄頭の叩打です。針管をあまり強く皮膚に押さえつけると、皮膚に圧迫されている針管の内腔中に皮膚が浮き上がる状態になり、針先が皮膚を貫通するときに皮膚に歪みが生じるので痛みが出やすくなります。

　牛肉や豚肉、鶏肉は日常にある食材です。これら食材に針を刺す場合、それほど抵抗なく針を刺入することができます。しかし、人体において針を刺入してゆくと針先が硬い筋肉にぶつかります。硬さは様々ですが、食用人参に近い硬さがあります。この刺先にあるものの硬さを感じるためには、細くて鋭い針よりも、先端が鈍になっている太い針の方が適しています。　これは針が太いほど、また先が鈍なほど先端の抵抗が大きいの

で、針先にある組織の方が良くわかるからです。伝統的には腹部の募穴や背部兪穴には太い員利針が使用されています。ドライ ニードルでは背部や腹部には５番鍼を浅く（筋上膜）刺入して刺激します。

　鍼刺入はゆっくりと圧力をかけて刺入してゆきます。この場合、ハリ先の抵抗、すなわち硬さを確認しながら刺入します。鍼のヒビキが出るのは、硬い部位です。柔らかい正常な部位からはヒビキは発生しません。つまり、ヒビキ感覚は筋が全体あるいは局域的に硬くなっている部位で発生します。その部位の刺激感受性は高くなっています。従って、触診の際、指頭による圧迫により正常部位よりも痛みを感じるわけです。

　できるだけハリ先が鈍である太い針を使用して刺入すると針先端の抵抗がよくわかります。筋肉全体を覆っている筋上膜は、通常は柔らかいですが、コリ感や痛みを発生している場合には硬くなることが多いです。硬い部位を触れたらそこからヒビキが発生しますから、"硬い部位をゆっくり押して、素早く引く"操作（雀啄）を繰り返して刺激します。この操作を一秒間に３回以上継続して行うと針によるヒビキが出ます。この操作は、内臓から体壁への反射で背部の筋肉、すなわち背部兪穴と称される部位の場合に繁用します。

　その他の部位においては、さらにゆっくりと刺入して行くとヒビキが発生します。筋肉の第一層であれば、その部で雀啄をします。刺激を十分し終わったら、さらに針を進めます。第二層の筋肉が柔らかければ抜針します。硬ければ第一層と同じように雀啄刺激します。

針操作
撚鍼

　ドライ ニードルの刺激手技としては主に雀啄（刺激する部分に刺入して少し引き上げる操作を繰り返す）を行いますが、硬い筋肉や筋膜には撚針（針を左右にひねる）を用いることがあります。その場合の撚針は"刺入するための撚針ではありません"。目的とする場所でコマを回すように撚針を行い刺激します。強い刺激を行うには、雀啄と撚針を合わせた雀啄撚針を行います。

雀啄

　雀啄刺激とは、「針をゆっくり押し入れて、素早く引く」操作です。"鳥が啄む"と言う表現に惑わされて、筋肉を突っつくように操作する人が多いですが、あまり良い刺激にはなりません。また、筋肉の硬い部分に針先が当たると突っついて針を刺入しようとするものも多いですが、お勧めできません。雀啄とは"針をゆっくり押し入れて、素早く引き上げる手技です。"

　針を素早く引き上げる操作のときに筋膜や組織が針に付いて引き上げられます。大きく針を引き上げる時に針体を母指と次指で保持していると、ニュルッとしたした薄い膜が針体について上がって来て、すぐに身体に戻ります。Clean Needle Technique TN では、針体を保持しませんが、日本式に針体を保持して刺入した針を大きく引き上げると、押し手の指先になめらかなサランラップ®のような薄い膜に触れることができます。これは、大きな筋肉である腰部の筋において、刺している太い針を素早く引き上げると比較的容易に筋上膜 primysium を針体の周りに触れることができます。

　筋膜の刺激は有効な刺激になります。押して引くテクニックです。筋膜に少し刺入し一方向に回転させて、針体に筋膜を少し巻き付かせて大きく引き上げる操作をすると筋膜を大きく動かすことになるので、筋膜が癒着するかどうかは別として、筋肉の一種の癒着状態を改善する良い方法になります。筋膜を動かす手技が終わったら、最初に針を回した方向とは逆に針を回して針を抜きます。筋膜間に生理的食塩水を注入する方法や筋膜剥がしと称した手技もあるようですが、筋膜は動かすことができます。

　目標とする部位は筋の表面だけではなく内部であることも多いので、針により筋肉を貫くこともあります。こういった様々な場合において、針の圧入と雀啄が基本的な手技になります。筋肉を貫いて雀啄をすると針に何かが絡みついた感じがあり、それが強くなると針を引くときに中に引き込まれる感触が出ます。雀啄を繰り返して絡みつく感じや引き込まれる感じが少し弱くなった時点でその刺針の刺激を完了します。腰部などの腱の場合には、最初ギシギシ抵抗があるものがスムースになったら完了です。最初の鍼の感触が少し改善された時点で終了します。完全に筋肉が柔らかくなるまで刺激し続ける必要はありません。少しの変化があれば後は自然な治癒に任せます。ドライ ニードルは治癒するきっかけ（機転）を求める手技です。

刺針転向

刺針して狙えるのは、文字通りのピンポイントです。このため、最初の刺針で刺先が目標にあたらないことも良くあります。このため、刺針の方向を変えます。

- 刺針の方向を変えるには一度皮膚近くまで引き上げて、刺す方向を変える必要があります。
- 針を引き上げてから押し手の指（母指と示指）により皮膚をスライドさせます。刺す方向を変えるときに押し手の指を動かして皮膚をスライドさせます。皮膚が動く方向に針が倒れます。
- 針が倒れるとハリ先の方向が変わります。この刺針方向を変えるのは、ほんの少しの方向変更とします。大きく刺針方向を変えることはありません。大きく刺針方向を変えなければならない場合は、いったん針を抜いて別の刺針点を求めます。

目標に到達させるために、刺針転向法を行い、刺激のために雀啄を行います。しかし、DNの標的である筋全体の緊張に対する筋腱移行部 musculotendinous junction の目標部、硬結 induration、索状硬結 Pulpable Taut Bband に針先がうまくあたるとは限りません。また、目標が点 Pinpoint であるとも限りません。

目標が点であっても、一発で針先をうまく当てるのはなかなか難しいので、いったん針をかなり皮膚近くまで引き上げてから刺入方向を変えて再刺入します。繰り返しますが、十分引き上げないで無理に針の方向を変えようとすると、かえって変えようとする方向とは逆向きに刺入することがあるので注意が必要です。

目標とする筋が二層目や三層目の深部筋である場合は、皮膚と第一層の筋肉をともに動かして、針刺入方向を変えることも行います。

刺鍼転向方向 1

刺針の転向方向は、筋線維に対して平行に行うと同じ筋線維を探って刺激する確率が高くなります。従って、筋線維に対して直角に刺鍼転向を行います。具体的には筋線維を直角方向に切断する線に沿って刺針転向を行います。筋線維に対して直角に刺針の方向を変えて

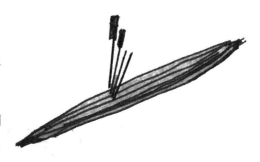

ゆくとより多数の筋線維に針先が接触することになります。この方向は、事前に指頭で圧迫触診して目標を推定しておきます。

刺鍼転向方向2

肩甲骨の内側（腹側）の筋

肩甲骨の裏側にある肩甲下筋 Subscapularis muscle や菱形筋 rhomboideus muscle、前鋸筋 Serratus anterior muscle を刺激する場合、平らな肩甲骨に平行になるように、扇形（放射状）に針の刺針転向を行います。これは筋腱移行部であるとともに、腱の骨付着部をねらっているからです。

頭蓋骨の後頭部に付着する筋

頚椎に対する横断面 transverse plane に放射状に刺針転向を行います。これは転向法1と同じ考えで、より多数の筋線維を刺激するためでもあり、異なる筋肉を刺激する目的もあります。

刺鍼転向方向3

棘上筋の肩甲骨付着部、あるいは中臀筋と小殿筋、梨状筋部位などを刺針刺激する場合、円錐の頂点に刺入部があるようにして円錐の底辺に向けて円を描くように刺針転向を行います。転向法1であってもかまいません。

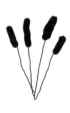 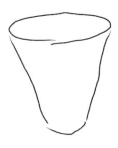

押し手

押し手とは針を操作する手の反対側の手により、筋肉を保持し、針の刺入と操作を助けることを意味します。"ドライニードルで押し手は大変重要"です。押し手の指で筋肉を十分押し付けます。あるいは中指、第四指、第五指に対して、母指と示指で押さえつけるように筋肉を挟みます。筋肉を挟む場合は、中指と第四指の先端あるいは示指の側腹を体幹に押し付けて、筋肉を十分摘み固定するようにします。

従来からの針施術においては、軽く皮膚を圧迫することになっていますが、ドライ ニードルは解剖学上の筋肉を対象とします。このため、刺入する目標の筋肉を逃さないため、強く押し手の指で保持します。さらにまた、押し手は施術を受ける者に強く押し付け、皮下組織を圧迫して厚さを減らして、筋肉をできるだけ固定します。

　押し手はまた、先に述べたように刺針転向法において重要な役割を果たします。刺針方向を変える場合に、針を皮下付近まで引き上げて押手により皮膚をスライドさせて、その反対方向に刺針方向を変えます。

　東洋医学の手法では、「皮膚に押し付ける押し手の上下圧が強すぎてはいけない」とされていますが、その理由は定かではありません。ドライ ニードルにおける刺入位置を定める押し手は「**上下圧を強く行う**」ことによって、目標とする筋肉の中の圧痛を呈する部位に正確に針を刺入する助けとします。時には周囲の筋肉を固定します。

　針管も強く皮膚に押し付けます。針管を強く皮膚に押し付けることが切皮の際の鋭い痛みを防止します。その理由は「**皮膚を強く張る**」ことにより、切皮における皮膚の歪みをなくすためです。通常の針を使用する場合、針管を取り去った後も押し手で強く、目標とする筋肉を圧迫し続けます。この場合、皮下の筋肉の動きを察知できるように拇指と示指はできるだけ皮膚と平行になるようにするのがコツです。また、その際、手掌小指球側を皮膚に圧着して、皮膚が筋肉上を滑ってずれないようにします。

　刺針転向は、筋繊維に対して直角になるように行います。その理由は同じ筋繊維ではなく、「**異なる筋繊維を針先で刺激するため**」です。この場合、押し手により皮膚をほんの少しずらすことにより針の方向が変わるので、「**押手によっても刺先転向が可能**」です。

立ち位置

　脈診や腹診を行う際、右手が利き腕の場合、患者が背臥位の場合はその右側（腹臥位の場合はその左側）に立つ習慣があります。これは手の位置等をなれたものとするためです。また、右利きの者が僧帽筋にDNを行う場合、腹臥位の患者の右手側に位置すると、押し手の手の向きが逆になってしまいます。

　施術する立ち位置がどこでなければならないということはありません。しかし、術者が立つ位置はできるだけいつも患者に対して同じ位置になること、また、押し手の向きが逆になり操

作しづらくないようにすることを勧めます。

　ただし、頭部に対する施術は体の長軸上（背骨）の頭側、側臥位においては常に患者の背部に位置します。したがって、施術台を壁に付けてしまって一側からの施術だけしかできないのは不便です。

　施術台は経済的に許されれば、フットペタル付きの電動で上下する施術台であったほうが良いです。ただし上半身の場合は、テーブルに突っ伏した形で腕を頭上に向かってあげて、僧帽筋を緩めた状態で行う方法があります。

施術箇所数と効果

　ドライニードルの特色は、得気（針刺激による独特の知覚）を得ることにあり、針のヒビキがあり、また、筋の拘縮（硬結状態）が強ければ筋の単収縮が自発的に起こります。その結果、筋の弛緩らしいものが起こります。さらに血流改善を得ることができます。この単収縮に近いものは電気刺激によっても起こすことができます。この電気刺激は針麻酔を目的とするものではないので、短時間で終了します。

　ドライ ニードルを行うと筋肉の緊張が緩んだ感触を得、ふわっと軽くなります。さらに、血流が良くなるので、ポカポカします。直後効果もありますが、臨床的には30分から1時間で効き目が最高に達するようです。

　緊張が強いほど効果が出ます。なんでもないところでは何も起こりません。これは副作用らしいものがないということでもあります。

　1箇所の施術でかなりの効果があるので、刺激過剰にならないように（多数のツボを刺激しなくても良い）、肩こりならせいぜい片側5箇所を1箇所につき10秒程度の刺激で十分良い効果を得ることができます。

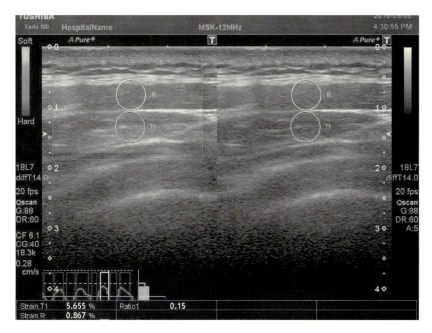

　実際にドライ ニードルを施術した筋肉が柔らかくなっているかどうかは、超音波画像診断機を用いて、硬さを測定することによって確認することができます。Reference を決めておいて、筋肉の硬さを歪み測定 Strain elastography や剪断波法 Shea wave elastography の手法で確認することができます。

DN を行うと

- 筋肉の緊張が緩みます。
- ふわっと軽くなります。
- 血流が良くなるので、ポカポカします。
- 直後効果もありますが、臨床的には 30 分から 1 時間で効き目が最高に達します。
- ひどい症状ほど効果があるようです。

適応できる代表的な症状

- 脳溢血や梗塞後に発生する筋拘縮 ：筋拘縮を寛解した後で運動療法やリハビリを行うと患者は楽に行なえます。
- 肩や首のこり ：
- 肩関節周囲炎
- 五十肩
- 腰痛
- 坐骨神経痛
- 体幹の筋肉に攣縮様緊張が出ている疾患（気管支喘息など）

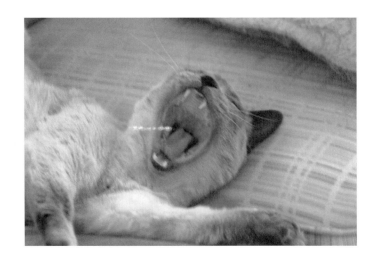

痛み
深部感覚

　痛みは、毛や爪などを除いた体のあらゆるところで発生します。皮膚などの「**表在性の感覚**」は、筋肉などの「**深部感覚**」とは異なります。鋭い痛みは、皮膚や時に血管、あるいは骨膜で類似の感覚が発生することがありますが、筋肉で発生することはありません。さらにまた、表在性の知覚は位置がはっきりしていますが、深部感覚では位置ははっきりしません。

　ドライ ニードルは鋭い痛みには対応できませんが、筋腱に由来する鈍い（焼けつくような）痛みをあたかも麻酔するように改善できるのが特徴です。

　コリ感、肩の痛み、腰痛は非常に多い症状です。これらの痛み感覚は、筋肉や筋肉につながる腱から発生しています。痛みを解消する基本は血流の改善です。ドライ ニードルは直接あるいは間接的に血流を改善します。この結果、術後はふわっとした開放感と温感を呈することが多いです。この場合、柔らかくなることは確かですが、筋肉の緊張が緩むということは観察されません。このため、立位において抗重力筋に DN を行ったり、Cramp を起こしている筋肉に DN を行っても緊張が緩和されることはありません。

　ドライ ニードルの施術目標は反応点療法であり、圧痛部位です。この圧痛部位は第一層の筋肉のこともありますが、第二、第三層の深部筋であることもあります。東洋医学の経穴学では体表上の部位を主たる針刺入の目標とします。しかしドライ ニードルでは患者の訴える症状を参考にして、術者の指頭による圧迫や圧擦 Pincer Palpation に対する患者の応答（痛み感覚）や組織の硬さを目標にします。

　さらに、ペインクリニックで施術する部位を参考にして、施術部位を選択します。この場合、下記に述べるように、針施術は神経の伝導や伝達をブロックすることはありません。従って、神経軸索側に針をあてても効果を期待できません。軸索束周囲や軸索を絞扼している筋肉、軸索をピンチングしている骨を緊張させている筋肉にドライ ニードルを施術することにより効果を得ます。この効果は、施術部位の筋肉が柔らかくなること、また、針周囲の血流がよくなることに由来するものであると推定されます。

針刺激は神経の伝導や伝達をブロックしない

　針刺激は、神経の伝導や伝達を直接ブロックしません。針麻酔方式により痛みが和痛されるのは針刺激の信号が脳に上がって、内因性のモルヒネが産生されて、それにより下行性の痛覚抑制がかかるからです。神経軸索束を直接針で刺激しても、その部位の伝導は止まりません。また、神経節に直接針をしても伝達は止まりません。むしろ神経の刺激となり一瞬の興奮となります。

　針を施術して痛みが止まるのは局所の血流が良くなるのと筋肉が柔らかくなるからです。前述のように、筋肉がつっている時（こむらかえり等）に、その筋肉の筋腹や腱に針施術をしても、その筋肉の緊張は寛解しません。

　針施術で筋肉の緊張が緩むのは、局域的な血流不足のためにミオシンの中にアクチンが入り込んでいる局域的な部位だけのようです。あるいは筋紡錘がくるっている場合かもしれません。

　ただし、内臓からの反射による脊柱起立筋などの緊張は、その起立筋の圧痛部位を針刺激することにより、内臓の状態を改善し（内臓の血流改善？）、その結果、起立筋全体の緊張が寛解するように見えます。

ドライ ニードルの用途

　ドライ ニードルには筋の拘縮や緊張を寛解させる作用があります。従って、肩こりや腰痛、五十肩は非常に多い症状ですが、これらに最適です。まず肩こりと腰痛から始めてください。

　筋肉性の疾患として、スポーツ障害にも優れた効果を発揮します。しかし、サッカー選手の足、テニス選手の肘、100m競技のアスリートの足にDNを施術しますと、重かった足が軽くなるとか、筋肉の力が強くなるとかといった効果が出る結果、ボールを蹴る力配分、ラケットをひねる力感覚、足の上げ方など、施術直後の感覚に微妙な影響を与えるようです。従って、試合直前にDNを行う場合は、経験的にその後の動き調整練習が少し必要です。

　新しい針施術の分野として、筋拘縮が発生する中枢性疾患の痛みの改善、またリハビリ前にドライ ニードルを施術すると運動療法がやりやすくなります。　内臓疾患による背部筋の緊張の寛解にも適用可能です。

目標とする筋肉部位の性質

　針施術が対象とする症状は、首肩のこり、肩の痛み、腰の痛みなどの筋肉の痛みが主であり、ついで、胃十二指腸、肝臓、胆嚢、膵臓の疾病です。痛みを発生している筋肉部位の性質は「**圧迫による痛みが発生しやすく**」、さらに、「**電気刺激に対しても敏感**」です。この生理解剖的な理由は、アクチンの中にミオシンが入りこんだままの状態（硬結 induration）、あるいは、筋全体が収縮して緊張が高まっている状態で、局域的な虚血状態になっていると考えられています。また、DNの対象が、硬結なのか筋紡錘なのか、あるいはゴルジ腱器官なのかはっきりしません。

　炎症がある虚血状態では発痛物質が蓄積します。この発痛物質自体では痛みは起こりませんが、その部位の「**刺激に対して敏感**」になります。このため、極弱い針刺激により反応を示します。電気刺激も「**正常な部位の1/4や1/3の強さ**」で筋肉の収縮が起こります。針麻酔の場合は、正常な状態の筋肉を繰り返し収縮させるために比較的強い電気が必要です。

刺激とは変化
刺激

"**刺激とは変化**"です。変化することが刺激になります。指頭による"圧迫"は強い圧力変化です（細い神経の受容器で受け取られます）。太い神経の受容器で受け取られる"圧"刺激は、組織を損傷しない軽い刺激ですから侵害刺激にはなりません。ただし、ランニングなどによって筋肉を動かすことによる軸索の折れ曲がりの繰り返しは受容器を刺激した場合と類似の効果が出ます。例えば running high と呼ばれる現象です。

電気の変化も刺激です。直流は通電する最初と終わりが刺激になりますが、平流（直流）と称されているように、電流あるいは電圧に変化がなければ直接の刺激にはなりません。たとえば、乾電池のプラスとマイナス極を触ってもビリビリ来ません。自動車のバッテリーは直流ですが、両極を同時に触ると流れる電気量が大きいので火傷します（電流やけど）。交流は交番電流と称されるように、極性が入れ替わります。この変化が刺激となるので、ビリビリ感じます。電気がビリビリ来ると表現しやすいのは家庭用電源が交流なので、50～60Hz で変化する交流が刺激として感じているからです。

圧痛部位では、虚血あるいは循環障害のために発痛物質が溜まっていると考えられます。発痛物質は、刺激の感受性を高めます。このため圧痛部位においては、針の機械的な刺激は正常な部位よりも強い刺激として受け止められます。同様に、電気刺激も正常な部位よりも強い刺激として受け止められます。このため、通常の 1/3～1/4 の強さで十分な刺激になります。

このように圧痛部位においては、弱い刺激であっても、強い刺激のような効果が出ます。ゆえに、通常の体格の人を対象とする場合、長さ 30mm、直径 0.17～0.18mm（一寸の二番）で十分な刺激が得られます。ただし、後に述べるように、いわゆる押し手で筋肉を圧迫します。従って、脂肪層などの皮下組織は圧迫されるので 30mm で目的を達成できるわけで、押手で皮下組織を強く圧迫しなければ、もっと長い針が必要になります。

トリガーポイント注射で一般に用いられている 26G などの注射針は短いので、なかなか目的を達成することができない症状にも、DN で効果が出ることも多いです。

「**刺激とは変化**」です。圧迫は急速な強い圧変化です。「**交流通電も電気変化による**

刺激」になります。針による侵害刺激（組織を損傷するような刺激、痛みを励起するような刺激）は、目標とする筋肉に入ると正常な部位よりも強い刺激として捉えられて単収縮が起こります。運動神経のみが機能不全を起こす筋萎縮性側索硬化症 ALS におけるドライ ニードル施術では、麻痺下筋肉では単収縮は起こりません。それゆえ、刺激による単収縮は、末梢の局所ではなく脊髄レベルを介していると考えられます。針刺激は機械的刺激であり、局域的な血管運動神経には作用しているようです。この場合であっても、筋肉自体に強い電気刺激を与えると筋収縮は起こります。

刺激とは変化です。発痛物質は変化に対する感受性を高めます。圧痛部位とは、「**刺激に対する感受性が高まっている部位**」であり発痛物質が多いと考えられます。ドライ ニードルは、この筋肉の感受性が高まっている部位に施術します。従って、針のヒビキが確率高く発生します。

刺激に対する感受性が高まっている（刺激閾値が低い）部位に電流、もしくは電圧変化による刺激を行うと、正常な筋肉に対する電気刺激の 1/3 ～ 1/4 で刺激感や筋収縮がおこります。

置鍼は 1970 年代終わりから 1980 年台にかけて日本で広がりました。五刺、九刺、十二刺にはありません。１７手技と称されているものになって記載されています。この置鍼中は知覚神経の活動がありません。しかし、２０分間近く置鍼した組織には膨潤や蝋様化変性などの組織変化が起こります。これら組織変化による変化が刺激であるということになります。

ドライ ニードルの目的

対象とする部位の学問的解説はいろいろとあります。アクチンとミオシンが入りこんだままの状態の硬結 Induration、筋繊維全体のアクチンとミオシンが入り込んでしまっているような状態 Palpable Taut Band、筋全体が攣縮 Spasms を起こしている状態、あるいはセンサーが異常になっている筋紡錘 Muscle Spindle が対象となっているのかもしれません。

対象や理由はどうであれ、ドライ ニードルは針を目的とする筋肉部位に刺入することにより、軸索反射に基づく「**針周囲の血流の増大（改善）**」、さらに「**単収縮**」を起こすことによる筋硬結や筋緊張の広い範囲での解消です。理想的な筋の単収縮が観察されなくても圧痛部位に針が刺入されて刺激を与えると、その周囲の血流が良くなり筋の硬結や筋緊張が改善さ

れます。血管に刺激が与えられると、血管はいったん収縮してから後弛します。緩痛み知覚だけではなく、それに伴い、「**交感神経系にも影響**」を与えています。針刺激中は交感神経が興奮して血管はいったん収縮します。針刺激が終わると交感神経の抑制が認められ血管は弛緩します。つまり、針刺激後は、全身の血流が良くなります。鍼刺激による交感神経の緊張と弛緩は虹彩直径の連続測定で観察できます。

血流が改善されると、新しい酸素や栄養が送り込まれるので、新しいエネルギーを得ます。また、イオンの配分も正常に戻します。老廃物や二酸化炭素、発痛物質は新しい血液の流入により洗い流されます。

「**筋肉のこわばりを緩めること**」、東洋医学的には「**得気を得る**」ことがドライ ニードルの目的です。また、経脈にかかわらない経筋という概念にも相当するのかもしれません。

圧痛点治療とドライ ニードルの違い

「**圧痛点を求めることは同じ**」です。通常の圧痛点療法は圧痛のある皮膚上の部位から針を皮膚に対して直角に刺入します。その解剖学的な刺入深さはそれほど考慮されません。むしろ脈診の状態などにより刺入深さを決定する場合が多いです。

ドライ ニードルの場合は、指で押して患者に「**圧痛が生じる方向に刺入**」します。ある方向に押さえて圧痛が生じるときは、針刺入の方向もその皮膚部位から同じ方向に行います。深さは、それまでの刺入に対する抵抗に比べて、「**刺入抵抗が大きい部位**」を針で圧迫するか貫きます。さらに、筋繊維を切断する方向（**筋繊維に対して直角**）に刺針転向法を行い「**筋硬結部位を探します**」。針先は文字通りのピンポイントです。うまく目標にあたらなければ、いったん針を上に引き上げてから、刺入する方向を少し変えます。五刺、九刺、十二刺などの刺法を参考にしますが、臨床経験乗有効な方法は筋線維に対して直角方向、首と頭蓋骨接合部は脊椎横断面、その他の部位では、しばしば皮膚を円錐頂点とし、底辺をなぞるように刺鍼転向を行います。

「**刺針転向法は、筋硬結を探す手技**」です。刺鍼転向を行うことにより、硬い部位、あるいは単収縮を求めます。「**目標を探し出した後は雀啄刺激**」を多用します。一般的な刺法では、押し手を軽く置きますが、ドライ ニードルでは特に「**押し手を強く体に押し付けます**」。部位によっては目標とする筋肉を拇指と示指で「**刺入方向に強く引き寄せます**」。二次元（平

面）的な皮膚上の位置ではなく、三次元（立体）的に標的を求めて「**筋肉を刺針目標部位**」にしています。したがって、「**筋肉内刺激 Inner Muscle Stimulation: IMS**」とも称されます。

ドライ ニードルは、関連痛などを考慮する場合は経脈を参考にすることが多いのですが、硬結、筋索状物、筋緊張部に筋緊張がなくなり、単収縮しなくなるまで複数回圧入刺激（**刺針転向**）します。

圧入と表現していますが、これはゆっくりと組織を押し分けるように針を刺入する方法です。刺先の硬さを感知しながら刺入します。「**筋硬結は硬い**」です。

刺針の転向方向は、「**筋繊維に対して直角**」です。基本的には東洋医学的理論に基づきません。ドライ ニードルは Trigger Point (TP)療法としばしば混同されていますが、同じではありません。TP は痛みの原因となっている部位、あるいは痛みを引き起こす部位のことです。要するに痛みの原因部位ということになります。「**TP は結果としてわかります**」。すなわち「**針刺激して効果があれば、施術した部位は TP であった**」ということになります。

ドライ ニードルは筋の異常拘縮や硬結などを機械的な針刺激を行う手技です。さらに、刺入した針に短時間通電刺激して筋の拘縮や緊張を寛解する手技です。TP は原因部位を意味します。ドライ ニードルはテクニックですから、痛む部位や筋硬結、TP にも施術します。

	ドライニードル	一般的な圧痛点療法
針刺入の方向	圧痛のある方向	皮膚に直角、経脈方向
針刺入深さ	筋膜または筋硬結の深さ	経脈の深さ
目標	筋肉痛	皮膚に近い圧痛

圧痛点 Tender Point とは

　圧痛点は上記のように、刺激に対する感受性が高い部位です。刺激とは変化です。機械的圧迫変化による刺激や電気変化による刺激に感受性が高い（刺激閾値が低い）部位が圧痛点です。「**皮膚には鋭い痛み感覚が存在**」しますが、支持組織や筋肉には鋭い痛み感覚はありません。感じやすい圧痛点にドライ ニードルを行うと鈍い、「**ズシンとした一種の痛み感覚**」が発生します。これは痒みのある場所を引っ掻くと言ったキズを付ける行為が気持ち良いように、痛みや苦痛のある部位にある種の快感を与えることもあります。

　しかし、針が嫌い、あるいは恐怖にかられる者にとっては不快感となります。このようなときには、機械的刺激を強く行わず、刺入して引き抜く（針を目的の深さまで刺入してすぐに抜針する）「**単刺術**」、または「**目的の深さに近づけてから矩形波通電により、筋収縮を複数回**」繰り返します。

　指で押さえるだけで痛み感覚を励起する部位にドライ ニードルを行うと交感神経のやや強い反射を励起します。ボクサーが打撃により失神するのは、筋肉などの深部感覚に侵害的な打撃が与えられることによる交感神経反射です。打たれ強いとは、この神経反射が鈍いということになります。心理的に脳虚血を起こすということはあります。しかし、表在性の感覚を刺激する皮膚へのお灸により脳虚血を起こすよりも、針で深部感覚を刺激するほうが脳虚血を起こす可能性は高いです。つまり針刺激は深部に及びますし、交感神経を介しての反射も呼び起こしやすいと申せます。

　針刺激により強い交感神経反射を励起するのは、後頸部です。特に頭部の交感神経（血管運動神経）に関係する症状には後頸部の刺激は欠かせません。従って、鼻づまりや花粉症にも効果があります。頭部に近い、またデルマトームから推定して、第6、7頸椎近傍の刺激は気管支の拡張を促します。

　圧痛を引き起こす引き金となるのは虚血状態になることであると考えられます。その後、一部のアクチンとミオシンの間の動きがおかしくなり、あるいは筋紡錘、または腱紡錘の働きがおかしくなり筋全体の緊張が高まった状態が続くということにより圧痛が構成されると考えられます。

　圧痛部位には発痛物質が正常部位より多く存在していると推定されます。針を刺入し

て置針すると、その置針に関してはそれほど刺激になりませんが、徐々に刺入する過程が刺激になり、針周囲の血流改善が期待できます。刺入を持続する（置針）と圧迫や針の金属のイオン化傾向に基づく反応や異物による組織損傷は時間とともに大きくなります。置針は針の太さによりますが、DN としては、臨床的経験に従えば2分間で十分であるとされています（Association 2013）。

使用する針

　大宝医科工業の超長柄針（ER 針）やセイリンの M または L Type を使用します。腰部と臀部は寸6（50 mm）の2ないし3番（M Type の場合は5番）、その他の部位には1寸（30 mm）の2番（M Type の場合は3～5番）を標準的に用います。内臓に対する DN を行う場合は1寸（30 mm）の5番を用います。肥満の人には希に60 mmから90 mmの長さのものを使用することがあります。

　セイリン JSP を使用する場合は腰部と臀部に寸6の5番、その他の部位には寸3（40 mm）の3ないし5番を用います。セイリン JSP の1寸の針を使用しても良いのですが、長柄針でないため短すぎて術者の手のサイズに合わず、短すぎて扱い難い可能性があります。このため、1寸の代わりに寸3を用います。また、刺入しやすさを考慮して3番を用います。さらに、セイリン JSP または M や L を用いる場合は、Clean Needle Technique CNT を前提としています（針体を直接触らないようにします）。針体を消毒綿で挟んで押し手の指で保持する場合、もっと細い針であっても使用できますが、圧入により正確に刺入することが難しくなります。また通電する場合、鍼柄に電極を接触させるので金属鍼柄である M または L Type の方が使いやすいです。ER 針を使用する場合は、圧入により針が曲がっても常に針体が針管内にあるので、曲がりが抑えられます。

　ER 針の組み立てが面倒な方には、長柄針（ドライ ニードル P－4）があります。これは針柄が長く、針管に針を挿入したまま刺入した針操作ができます（←超長柄針のカットライン A と B だけがあるタイプです。すなわち ER 針と同じように針管を押し手で固定して針体を触らないで針操作ができます。

大宝とセイリンの針を比べると、番数は同じでも直径は同じではありません。

	2番	3番	5番
大宝	直径 0.17 mm	直径 0.18 mm	直径 20 mm
セイリン	直径 0.18 mm	直径 0.20 mm	直径 0.24 mm

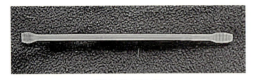

開封前 ER 針

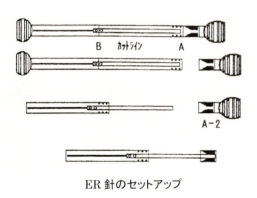

ER 針のセットアップ

　竜頭部分に相当するバリを折り取り除きます(C)。ついで針柄部分を下に針体部分を上にすることにより針を下方に移動させておいて、上方に位置することになる余分なチューブ部分を折り去ります(B)。折る部分には切れ目がついています。竜頭に相当する短いチューブ部分を折り針柄にはめ込みます(A)。

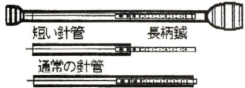

　竜頭部分に相当するものがない"今井式"と称される針は、超長柄針の止めにあたるものがない方式です。これも針体を触らずに針管を保持したまま操作できます。

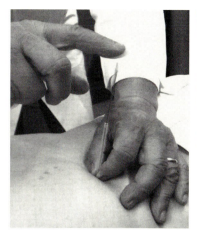
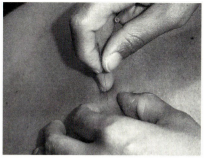

CNTにおける押手

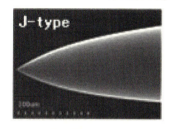
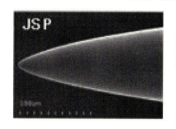

http://www.seirin.tv/product_information.html より
セイリン J Type と JSP の針先　目盛りは 10μm

　通常のJ－Typeに比べてJSPを使用する理由は、JSPの先端が鈍になっているので、刺入抵抗がわかりやすいことにあります。従って、ファロスのSARASAも目的にかなっていると考えられます。　硬化した筋上膜に鈍な針先があたるとはっきりとした抵抗を感じることができ、通過するときの感触も明確になります。

Trigger Point

　ドライ ニードルは手法、TPは症状発現の原因部位のことです。扁桃、歯茎、副鼻腔粘膜などもTPになり得ます。たとえば掌蹠膿疱症に歯髄の感染症がTPになり得ます。三叉神経痛が、顔のある部分を触ることによりそれがTPとなる事があります。痛みなどを発症している場合、その感じている部位に根本原因があるのではなく、その痛みを引き起こす原因部位をTPと呼んでいます。痛みを感じる部位とその原因部位は、異なってい

ることがあります。

筋肉の痛みに関するTPを探す場合も圧痛を探すことがほとんどです。ドライ ニードルはテクニックですからTP療法に使用できます。

TPを探すにはデルマトーム、経脈の流れ、連関痛などを参考にする事が多いです。実際にはTPになりやすい部位はかなり限られています。従って、経験に従って狭い範囲でTPを探します。全身をくまなく探すと言ったたぐいのものではありません。また、連関痛による痛み部位であり原因部位でなくても、DNはある程度効果があります。

経脈名に付けられている太陽、少陽、陽明、少陰、厥陰、太陰は、手足にある経脈にそれぞれ付けられています。手または足に痛みがある場合、同じ名前が頭につけられている経脈の足または手に施術点を求めるのも一方法です。これは長年の経験に従う方法です。同じように、経脈と同じ名称が付けられている背部の圧痛点を選ぶこともできます。

TPは療法であり、治療点を見つけ出す理論であり、DNは施術するテクニックです。したがって、TPを探し出してドライ ニードルで施術することが可能です。

ドライ ニードルによる刺激部位には、反応がある部位（圧痛）と症状から帰納して理論的に求める刺激部位があります。症状から考えて、どの部位が悪い、あるいは異常であろうと推定するのは理論です。診断方法には色々な理論があります。どの理論であっても、針による刺激を行う場合にはDNを用いることができます。

施術部位の探索方法

基本的には拇指または示指を用いて圧痛点、あるいは両指を用いて圧擦（あっさつ）pincer palpationして探します。探す部位は、患者の訴えに基づいて苦痛を訴える姿勢を確認してから、対象となる部位の筋肉をリラックスさせて触診します。楽な姿勢が最適です。できるだけ筋肉を伸ばした状態で診察し、その状態で施術します。痛みを訴える部位に硬結や筋索状物があれば、そこは施術するべき部位です。

患者の訴える部位の圧痛点をドライ ニードルで施術しても痛みが改善しない場合は、下記の基本的な施術点に圧痛が存在しないか探索します。人間の圧痛が出やすい弱い部位は大体決まっています。

電気的に探索する場合は、一番苦痛となる体位において、皮膚の通電抵抗の低い部位を探し出し、そのままの姿勢で針刺入の方向はその直下、もしくは停止部に向けて筋繊維に平行するように針を刺入します。痛覚閾値が低い部位（痛みの感受性が高い部位）は、電気的刺激に対しても感受性が高いので、表面電極でもって低周波電気刺激を行い、筋収縮が起こる部位のほぼ直下に刺入するのも一方法です。

紡錘状筋の場合、筋腱移行部、筋長3分の1と中央部にドライ ニードルを施術する部位が多く、羽状筋 bipennate muscle もそれに準じます。腰痛における筋全体の緊張の場合、指頭による圧迫に最も敏感な部位を選択します。腰部においては、過緊張に陥っている筋肉が深層にあり、表面からの電気刺激が到達しないことが多いです。

後述しますが、ドライ ニードルは機械的な刺激で十分効果を発揮します。しかし、微弱な電流を通じると多少部位がずれても、またテクニックがまずくても良い効果を発揮することができます。

施術方法

- 刺針部位を清潔にします。

- 針管を保持し目標とする筋肉位置を正確に狙うために、「**押し手の拇指と示指でもって刺入部位を強く押して、下にある筋肉を固定**」します。

- 針が挿入されている針管を押し手の拇指と示指の間に保持しながら強く皮膚に当てます。

- 針管を刺入する方向に保持してから、「**一発で皮膚を貫通するように**」針柄の頭を指で叩きます。針管を叩くことになってもかまいません。皮膚がピンと張っていないと鋭い痛みが発生することがあります。「**鋭い痛みは皮膚で起こります**」。

- ゆっくりと針を圧入します。ER針の場合は、針管横に針を操作する手の中指を皮膚に当てて、拇指と示指で針柄をつまんで針を圧入します。この場合、「**針先の硬さを拇指と示指で認識しながら、針が曲がらない圧力**」で刺入してゆきます。

- 「圧痛がある部位は、正常な部位よりも硬い」です。その筋肉部位に当たると、その表面で雀啄操作、あるいは撚針を行うが基本は雀啄である「ゆっくり押して素早く引く操作」を繰り返します。「**雀啄の振幅は、1mmから1cm**」です。

- 硬い筋肉層に針先が当たると、それ以上刺入を進めるといわゆる針のヒビキ（鈍痛）を得ます。従って、「**被施術者に予告を与える**」ことができます。

- 圧痛または、筋緊張が高まっている筋肉内に針を圧入すると正常な筋肉よりも刺激閾値が低いので筋の「**単収縮**」が起こります。単収縮が起これば、皮下近くまで一度針を引き抜いて刺入方向を少し変えて再び刺入します（**刺針転向**）。単収縮が起こらなくなるまで繰り返します。単収縮が起こる理由は、針による損傷電流によるものなのか、針による侵害刺激が脊椎レベルの反射を介して運動神経が興奮するのか定かではありません。

- 単収縮は起こることもあれば起こらないこともあり得ます。視認できることもありますが、深層筋や小さな筋肉では視認しがたいです。しかし、「**押し手の指で感じる**」ことができます。

- 腰痛などで深層筋が全体に緊張している場合でも刺激閾値が低下している部分が出現します。しかし、筋全体の攣縮がある場合は単収縮が起こらない事が多いです。

- 刺激時間は通常30秒以下（刺針転向法を含む）です。置針を用いる場合は長くても2〜3分間です。

ドライ ニードルに電気を用いる方法

「**陰極の極性による通電は、陽極のように金属を溶出しません**」。陰極の極性には両生動物における治癒促進効果［Mark A. Messerli and David M. Graham 2011］［JOEL SMITH, AND JAMES L. OLDS 2011］があるとされており、何らかの治癒促進効果があることが期待されます。

ドライ ニードルは針の操作です。従って握り不関導子を用いてマイナスを針に通電します。最も広く行われている直流電気針は直流 12 volt、短絡時 200μA の条件です。ドライ ニードルの場合は、目標とする部位の刺激に対する閾値が低いので、6 volt で 50μA であっても十分効果を発揮します。

直流マイクロ通電の場合、「**通電しながら刺入する**」場合と「**目標部位に刺入してから雀啄通電する方法**」があります。

通電しながら針を進めると刺先の「**硬い筋肉が溶けるように柔らかく**」なりますので、ヒビキ感覚だけしかわかりません。それゆえ、ドライ ニードルでは目標部位に刺入してから通電します。通電時間は数秒から 30 秒程度で、雀啄する抵抗が少しなくなれば終了します。使用できる機器には伊藤超音波社製の ES160、良導絡研究所発売のトロメーターがあります。ただし、これらは皮膚電気抵抗測定器として医療器の許可があります。それゆえ、通電に使用する場合は術者の責任において行うことになります。

ドライ ニードルの効果の一つに単収縮があります。機械的な針操作だけでこの単収縮が起こり難い場合、あるいは正確な部位に針を刺入できない場合、矩形波を通電することにより、多少場所がずれていても強制的に筋収縮を引き起こせます。この陰極矩形波刺激には、伊藤超短波社製の IC1170 が最も適しています。なぜなら、単相でありマイナスだけを通電できるからです。通電しなくてもドライ ニードルは強力な施術方法ですが、電気的に収縮を起こさせるとより一層の効果があります。しかし残念ですが、IC1107 は 2017 年 4 月で国内販売が終わりました。

そこで、入手しやすく使い勝手が良いのは同じ伊藤超短波が製造してセイリンが販売しているピコリナです。ピコリナは双極性矩形波です。ただあまりにも安全性に配慮が行われているため、通電を一旦止めるとボタンをもう一度押さねばならない手間がかかります。

矩形

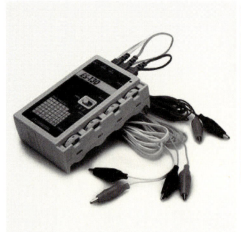

IC1107

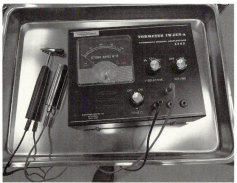

トロメーター

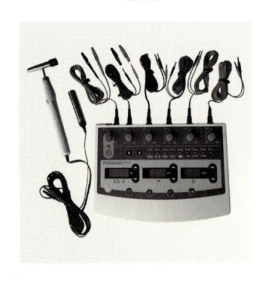

ES130

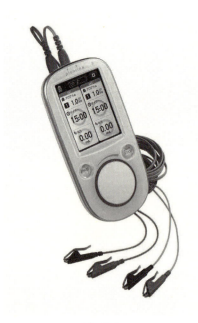

ピコリナ

矩形波通電におけるドライ ニードル操作

　針刺激は侵害刺激であり、「**矩形波は棘波よりも強い刺激**」になります。波形と波形幅に関してはより適切な波形が考えられますが、現時点においては IC1170 の波形幅 100μ秒の陰極矩形波が最適です。以下、IC1107 を使用した場合に付いて記しますがピコリナや ES160 でも同様です。ただし、両者ともに単極波ではなく双極波です。

　痛みがある部位は痛みに対する感受性が高まっている場所です。押さえると特に痛く感じます。つまり刺激に対する閾値が下がっています（刺激を感じやすい）。従って、通電刺激に対する感受性も高く、より小さな電気量で筋収縮を起こします。

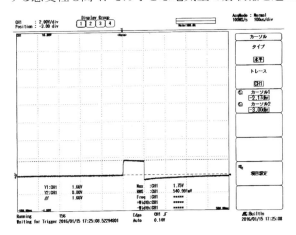

- 出力目盛りは、3
- グラフの上がマイナス
- 500Ωの固定抵抗

- 1.65V
- 3.3mA$_{0-P}$
- 380μ Arms

　IC1170 の「**赤色のクリップは陽極**」なので接続した不関電極を体に貼り付けるか、手に握らせます。「**黒色のクリップは陰極**」です。ピコリナや ES160 は双方向性矩形波です。通常の電気刺激装置は、強さダイアルの最大の目盛りを 10 とすると 6 の目盛り付近で調度良い刺激となるように設計されています。しかし、これは筋肉の圧痛部位（刺激閾値が低い）を考えたものではありません。

　圧痛部位に針が刺入されて電気刺激されると 2.5 から 3 の目盛りにおける電気強さで筋は収縮します。電気の強さは、目盛りの乗数になっています。目盛りと電気強さの間には、(電気強さ)=(目盛り)^[^=数字] の関係に作ってあるのが普通であり、「ドライ

ニードルに使用する電気刺激は低周波置針療法に使用するよりも、弱い電気」です。使用する周波数は、2～2.5Hz を多用します。筋収縮が起こらない場合、40～60Hz を使用して電極と針を複数回一瞬だけ接触させます。40Hz を用いると電極を針に接触させる間、筋肉は強制的に収縮させられます。「家庭用電源の 50～60Hz は最も筋収縮が起こりやすい周波数」です。強制的に筋収縮を起こさせている時は、雀啄操作をしません。数層の筋肉を針が貫通している時は、各筋収縮の程度によって針が曲がる可能性があるからです。

　自律神経系に刺激を与えて鎮静させるには 10Hz、背部兪穴で内臓に影響を与える場合は 20Hz を用います。

　予め使用する周波数を決めて、ボリュームを設定（2.5Hz の場合は、2.5 から 3）しておくと便利です。ピコリナの場合は、接続を断つと自動的に電気が流れないようになっているので、針に接続するごとにスイチを入れます。

　IC1107 の場合は赤色クリップ側を不関電極とし、マイナス極性の黒色クリップを針に使用します。マイナス通電なので針の溶出はありません。ピコリナは双極性なのでペアになっているどちらのクリップを用いても同じです。

　不関電極は皮膚電極を貼り付けても良いですが、握り導子が便利です。私は洗面台の流し部分に付ける排水管のステンレスパイプを用いています。

目的とする部位まで針を圧入します。

　マイナス側の「黒色クリップ」を針に接触させます。2.5Hz の場合、目標とする第 1 層またはその下の層の筋肉だけが収縮を繰り返します。40Hz を使用すると瞬間的に筋収縮が起こります。接触したままですと筋肉は収縮した状態を保ちます。このため接触を複数回行うか、一回のみ接触させます。

　2.5Hz の場合、刺入した針が目的部位への到達が不十分であれば（筋収縮がないか、弱い）、針をゆるやかに上下させて最も刺激に対して閾値の低い部位（より良く反応する部位）を探します。最もよく電気に反応する部位がわかったら、針を動かさないで、あるいは少しだけ緩やかに雀啄しながら、その部位を 5 秒から 30 秒間通電刺激します。

　筋肉の収縮は、表層筋は目に見えますが、深層筋の場合は見えないことが多いのです

が、押し手に下の筋肉の動きが触知できます。

2.5Hzの場合、通電刺激時間は5秒から30秒程度です。目安は、ゆるやかに動かす針の抵抗が少なくなることです。完全に抵抗がなくなるまで刺激する必要はありません。完全に抵抗がなくなるまで刺激すると後に違和感が残ることもあります。

筋収縮が電気刺激によって起こると、刺激部位だけではなく、その筋全体に影響を及ぼすことができます。

IC1107の設定をL、すなわち針用とし、2.5Hzにおける500Ω負荷での強さ目盛りと電圧と電流の関係は、以下の通りです。

出力目盛り	電圧	電流値	実効電流値
2.5	0.4V	$0.8mA_{0-P}$	92μ Arms
3	1.65V	$3.3mA_{0-P}$	380μ Arms
6	10V	$20mA_{0-P}$	2.4mArms

出力ダイアル目盛りは、出力と二次式の関係にあります。一般的には、低周波置針療法に用いる場合の出力目盛りは、6です。感受性の高い部位に刺入するドライニードルの場合は、その約6分の1の実効電流値になっています。

通電には、いわゆるマイクロカレントと称されている非常に少ない電気量の方が良いようです。たとえば、直流ですと6Vで50〜100μAで十分効果があります。

陰極矩形波の100μsec波形幅通電と効果

周波数	2.5Hz	40Hz	500Hz
接触方法	持続接触	断続	持続接触
筋肉の状態	Twitching	連続収縮	No muscle contraction

周波数の選択

2.5Hz

一般的には 2.5Hz を繁用します。感受性の高い部位を通電しながら探すのに最も適しています。ツボ探索は通常皮膚上で行われますが、圧痛のある筋肉部位の中を探す場合、2.5Hz の電流を使用しながら針を進めてゆくと、感受性の高い部位に針が接近すると筋収縮があるので探索にも使用できます。

つまり、針に 2.5Hz を通電しながら刺入してゆくと、感受性が高い部分に入れば筋収縮が起こりますから、筋肉中のツボ探索になります。

感受性の高い部位があればそのまま少し針を進めて、7 ないし 10 秒程度刺激して終了します。また、2.5Hz での筋収縮は、筋全体の収縮を起こすので、腰痛の場合においても長い筋肉全体の収縮を得ることができます。

10Hz

10Hz は脳波のアルファー波の周波数であり、気分を落ち着かせると言われています。また、身体の振動周波数と一致するとも言われており、全身に影響を与えるには良いかもしれません。

20Hz

20Hz は、体壁から内臓に作用させるのに臨床経験上最も有効な周波数です。太めの針で背部筋の筋周囲膜に接触させるか 1mm 程度刺します。20Hz を通電すると雀啄を行った刺激と類似します。胃炎、胃十二指潰瘍、胆嚢炎、胆石症、肝炎、膵炎の症状寛解に効果があります。

40 から 60Hz

筋の持続的な収縮を来しますので、接触している間筋肉は収縮します。どうしても筋収縮を来さない場合実施します。

73Hz

耳針で有名なフランスの Nogier によると「**73Hz が基本の周波数**」であり、視床や視床下部を含めた体の調節機構に働き「**筋の緊張や痛み**」にも情緒的に良いとされています。

73Hz の倍数の「**146Hz は炎症を寛解し、筋膜に効果**」があると提唱されています。

　　100 から 500Hz

　神経の不応期を期待できるので、針周囲の神経活動を通電中止めることができます。また、高い周波数になるほど直流に性質が近づきますから通電しながら刺入すると筋肉の抵抗が小さくなります。

　500Hz は直流にかなり近くなります。100Hz を超えるあたりから、素早く繰り返される電気刺激は、神経の不応期を形成します。特に血管運動神経の不応期や疼痛を知覚する神経の不応期が得られるようなので、針周囲の血流が良くなります。また、腱板などの痛みにも使用できます。はっきりと位置がわかる痛む部位には、上記の 146Hz、または 500Hz が適応します。特に「局域的な部分の鎮痛」に適しています。五十肩の回旋板や腰痛における筋腱移行部にしばしば使用します。ES160 も 500Hz を使用できます。ピコリナの場合は 100Hz が上限なので 100Hz を使用します。

直流マイナス マイクロカレントを用いた DM

　通常の直流電気針（直流マイナス マイクロカレント通電）は、12volt、短絡時 200μA で 7 秒間雀啄通電刺激（マイナス通電）するのが標準とされています。ドライ ニードルでは筋中の圧痛点（刺激に対する閾値が低い）を施術対象部位とするので、6volt で短絡時 50〜100μA 程度の更に弱い電気を用います。3〜5volt 30μA でも効果があります。

　微弱な直流を使用しながら針を圧入すると、先端にある筋肉は全て溶けるように柔らかくなります。このため刺入における先端の抵抗がわからなくなります。筋の硬い部位に入るとヒビキ感覚は出ますが、この場合患者の応答に頼ることになります。

　刺入している針体部分が短い場合には、電流密度が上がるのでこのため通電による痛みを発生する可能性が高まります。このため、針を圧入して硬い層にあたった時に直流を通じる方法を推薦しますが、皮膚通過後、直ちにマイクロカレントを使用すると刺入が容易になる便利な方法です。

　刺激量は、針を動かす機械的な抵抗が減じるまでです。直流通電を採用する時の目的は、刺針局所の侵害刺激を大きくしたい時です。すなわち、太い針を使用したい場合に、細い針に直流通電すると太い針を使用した場合よりも一般的に良い効果が得られます。直流マイ

ナスカレント通電は、「針刺入周囲の局域的な侵害刺激」に適しています。

マイナスマイクロカレントの低周波通電も良い効果を表しますが、本書作成時点においては臨床に使用できる認可された機器はありません。

ドライ ニードルに電気を使用する理由

ドライ ニードルは的確な部位に刺入すると機械的な刺激のみで十分な効果が得られます。しかし、うまく目標を捉えられないことがあるのも現実です。また、体脂肪が多い人、高齢になると刺激に対する反応が不十分であるように感じられることがあります。このような場合、また、腰方形筋や大腰筋の過緊張などに由来する腰痛の場合には低周波通電が適しています。

肩甲骨の裏側を通る肩甲下筋や寛骨の裏側を通る大腰筋のその部位に針を刺入するということは、不可能ではありませんが危険を伴います。また、刺入部位を特定できません。機械的刺激に加えて電気を用いることは、針が目標を少々外れていても効果を発揮でき、また、矩形波通電で筋の収縮を促すと、刺激している筋全体に影響を及ぼすことができるという長所があります。

刺激したい目標からずれた部位であっても、同一筋肉に針を刺入して直流を流すと針の侵害刺激を増大するので、太い針を使用したような強い刺激となり影響をあたえることができます。矩形波を通電すると筋収縮を起こしますから、筋全体に刺激効果が波及します。矩形波通電は、筋収縮を起こさせることにより筋全体の緊張緩和に役立ちます。

雀啄や撚鍼においては、1秒間にどれくらいハリを動かせるかという手技上の問題があります。手技による反復刺激の1秒あたりの数を刺激周波数として、手技によらずに低周波通電することにより安定した持続刺激が行えます。さらにまた、100Hz以上の高い周波数は、その性質が直流に近づきます。また、神経の不応期を形成するので、通電中の針周囲の血管の弛緩が起こり、知覚神経の活動が起こりにくくなります。したがって、腱板を構成する主な要素である棘上筋腱の炎症、腰部筋筋膜症などに対して、針の機械的刺激単独よりも大きな鎮痛と消炎効果を期待できます。

刺入した針への微量の通電であっても、針先の筋肉の緊張は寛解します（柔らかくなりま

す)。このため、通電しながら針を押し進めると針先にある筋肉が溶けるように柔らかくなり簡単に針刺入ができます。この性質は、細い針を硬い筋肉部分に刺入する際には、とても有用です。

機械的刺激をより確実なものとする以外に、神経不応期を得ると言った電流独自の効果もあります。

低周波置針通電刺激と DN の通電による筋収縮の違い

DN の基本的な筋収縮は、針による機械的な刺激に基づく自発的な単収縮です。低周波置針通電刺激は、症状から帰納して理論的に部位を決める場合と反応のある圧痛点に刺入する二通りの方法があります。圧痛点に確実に刺入すれば、その方法は DN に矩形波を通電する条件とそれほど大きな差はありません。

低周波置針療法では、針麻酔による脳内エンドルフィンを期待するので、15 分以上 20 分間程度継続した刺激を行います。刺激強度は、侵害刺激としてできるだけ強くすることが望ましいとされており、局所効果と全身の疼痛閾値の上昇を意図しています。このできるだけ強く刺激する理由は、筋を収縮させることにより二次的に知覚神経を刺激しようとするためです。さらにまた、局所の鎮痛を意図しているとされる場合に置いても比較的刺激時間が長く設定されています。この長く続く筋収縮の繰り返しによって酸素その他の供給が満足にできなくなる可能性があります。低周波置針法として行われているのは、局所の長時間に渡る刺激ということもありますが、針麻酔方式による鎮痛作用を期待しています。それゆえ 15 分以上刺激を持続しています。針麻酔は、刺激産生による鎮痛作用とストレス誘引性の鎮痛作用が相まって効果を出しています。その知覚に対する直接の鎮痛作用は極弱いものです。針麻酔方式は正常な感覚を異常な状態にするために長時間の刺激が必要です。しかし、ドライ ニードルに低周波通電を行う場合は、低周波置針法における電気の強さの 1/3 から 1/4 程度の条件で、長くても 1 分程度で十分です。通常「**数秒から 30 秒程度**」の筋収縮を行うことにより、局所の筋弛緩と血流改善を意図します。このため確実に筋の圧痛部位に針を刺入して、筋収縮を目的として比較的弱い電気刺激を行います。

一般の低周波通電置針法と比べて、ドライ ニードルへの矩形波通電は、圧痛部位に「**弱い電気による筋収縮を短時間行うことができる**」という特色があります。そして短い時間の筋の

強制的な収縮運動が硬結（知覚過敏）を解消するきっかけとなります。

　針麻酔方式は、全身の疼痛閾値の上昇を意図しますが、そのために正常な感覚を異常にする為に少なくとも15分間の刺激が必要です。DNは、異常な状態を正常にするきっかけを作るために行うので、短い時間（数秒からせいぜい数分）で目的を達します。

矩形波電気針と直流電気針

　直流電気針は、針周囲の組織への侵害刺激量が単純な機械的針操作よりも格段に大きくなります。直流電気針は細い針であっても電流により太い針を使用したような侵害刺激となります。従って、直流電気針を使用すると目的部位に達した時に、太い針を使用した時のように、単独で機械的な針刺激を行うよりも筋の単収縮は起こりやすくなります。しかし、太い針を使用しても針刺入の正確さが求められます。それに比べて、矩形波電気針は、目的とする筋肉部位あるいはその近傍に針が刺入されておりさえすれば、筋の収縮が起こって目的を達します。

　矩形波電気針は機械的刺激により起こる単収縮と類似の筋収縮を電気刺激により起こさせようとするものです。このため、臨床的に使いやすいのは2.5Hzです。強制的に連続した筋収縮を起こさせる周波数は40～60Hzです（40Hzを推奨します）。この周波数の矩形波を針へ、電極の物理的な接触操作により、接触させるとその間筋の収縮が持続します。いずれにせよ、矩形波電気針は筋収縮を意図しており、直流通電は刺入局所の侵害刺激の増大を意図しています。

　筋肉が硬く、感覚閾値が低いにもかかわらず機械的針刺激だけで筋収縮を励起し難い場合は、対象としている組織に脂肪層、あるいは筋が脂肪による霜降り状態にあることが考えられます。マイナス矩形波を通電すると針先が目標部位に正確にあたっていなくとも、電流は針周囲を通るので筋収縮が電流刺激により起こります。

　筋全体の緊張が亢進している。目的部位が「痛みや炎症がある。筋腱移行部であるといった場合は100～500Hz電気鍼、または直流電気針」。筋肉質で「筋全体の緊張というよりは攣縮といった場合は矩形波電気針」。といった大まかな使い分けがあります。直流電気針用機器よりも矩形波電気針用機器の方が、適用範囲が広いと言うことができます。

　日本の新しい低周波治療機器は、100Hz以下ということになってしまっています。このため

最も適した周波数は使用できなくなりましたが、過敏な部位の探索を兼ねて 2 ないし 3Hz 以下、落ち着くと言われている 10Hz、筋の炎症などに良いとされる 20Hz、通電中は持続的な筋収縮の起こる 40Hz、ある程度の神経の不応期と鎮痛と血管の弛緩が期待できる 100Hz を使い分けます。ただし、周波数が 20Hz 以上になると筋収縮などが起こりやすくなります。このため雀啄の時に痛みが発生することもありますから、より穏やかな針操作が必要です。

　筋の収縮のみを考慮すると矩形波である必要はなく、かえって波形幅が長い方が有利です。波形が緩徐に立ち上がって、一定の電流が流れる時間は 1m 秒以上あった方が筋収縮には有利です。感覚に刺激を与えるには急激に立ち上がって、狭い幅の波形幅が適しています。

針施術の東洋医学理論

　針施術の東洋医学理論は、2 つに大きく別れています。主流をなしているのは黄帝内経系です。症状から一定の思考理論（中医学での八綱弁証等）でもって、臓腑の陽気と陰気のバランスを判定します。従って、熟練した判定者間ではほぼ同じ診断結果を得ます。臓腑の陽気と陰気のバランスなので、背部兪穴と腹部にある募穴を主たる治療点としています。

　八十一難経は黄帝内経の難しい部分の解説書であると説明されることが多いのですが、難経は黄帝内経とは別の流派です。変転を経ていますが、難経系では各経脈を手首にある橈骨動脈の一定部位に配当して、左右の比較で各経脈の気の量が多いか少ないかを判定します。脈診により各経脈の気の量を判定するので、診察する条件により、また同じ判定者であっても異なる診断をすることがあることが知られています。経脈の気の量の増減には、69 難にある理論を用いて、経脈の気の量を増やす経穴を補穴、減らす経穴を瀉穴として用います。

　もちろん、この両者が完全に独立しているわけではなく、黄帝内経においても、陽気と陰気の比に関わらず気の量を減らすために、69 難の手法を用います。難経においても、その経脈の名前が付いている臓腑の背部兪穴も用いるのが普通です。

　以上のような考え方で施術することが本格派であり、本治療法と称されています。理屈の上では上記のいずれかの方法だけであらゆる疾患と症状に対応できるはずですが、現実には、標治法と称して症状がある部位に施術します。

　即効性のある針施術においては、重い、鈍い痛みのような感覚が発生します。この感覚

は、中医学では酸・脹・鈍・重・麻と表現されていますが、酸は日本人の感覚表現にはありません。このような針刺激によって励起される感覚を「ヒビキ」と称しており、このような感覚を得ることを「得気」と呼びます。

```
針の理論
    ・黄帝内経・・・・臓または腑の陰気と陽気の比
    ・八十一難経・・・経脈の気の量のバランス
```

施術対象とする筋肉が明確である場合は DN が有効ですが、そうでなければ、症状を利用して中医学的な考え方で刺激部位を選択するしか手はありません。

施術の準備

針を刺す場合には、血圧測定や問診が必要です。針刺激により交感神経が一時的に興奮するので血管の収縮をきたします。このため、一過性に血圧が上昇する可能性があります。特に収縮期血圧や拡張期血圧が異常に高い場合には、刺激量に注意する必要があります。従って、脈波計を用いて動脈硬化の程度、あるいは心電計によりあらかじめ不整脈や ST 降下、P 波を知ることは刺激を与える場合参考になります。

古来からの方法では、主に手首の橈骨動脈部位を触診することにより脈状から刺激量を調節していました。脈状とは、診察者の指腹で血管を少し圧迫したときに示す血管拍動応答の感覚です。病が表にあるとする（七表）の脈は、浮・芤・滑・実・弦・緊・洪、裏にあるとする（八裏）の脈は、微・沈・緩・濇・遅・伏・軟・弱と表現されます。これは脈状であり、難経系の診断には直接の関係はありません。

なお、東洋医学の概念には貧血に相当するような血虚という概念があり、この概念が低血圧の概念を少し抱合していますが、東洋医学には本来血圧に相当する概念はありません。

内出血を避けるための問診

血小板凝集や凝固を妨げる薬剤やサプリメントを服用している者は、内出血しやすい。

- アスピリン：Acetylsalicylic acid (Aspirin): Anti platelet agent
- 魚油：Fish oil; Ethyl eicosapentaenoic acid
- リマプロストアルファデクス Limaprost alfadex ; prostaglandin agent (脊柱管狭窄症)、経口プロスタグランジン E_1 誘導体製剤
- ワーファリン：Warfarin

狭心症、血管梗塞のためにアスピリンまたはワーファリン、**脊椎管狭窄症**のためにリマプロストアルファデクスを服用している人の針施術は避けたほうが無難です。

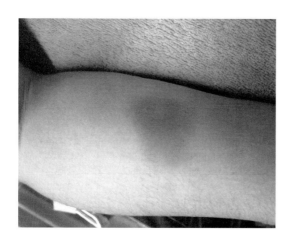

Clean Needle Technique

日本以外の国々で行われている清潔な針施術法の中で、特に米国の方法を主に紹介します。米国の CNT はほぼ世界中で採用されています。

準備するもの

- 使い捨ての針
- 清潔な乾燥綿（止血用）
- 医療廃棄物 Biohazard 容器
- ペーパータオル（清潔な場所確保のため）
- ピンセット（針を落としたら拾うため）

- パック入り消毒綿（エタノール、イソプロピルアルコール、界面活性剤）
- 手掌消毒ジェル
- 紙の使い捨ての枕カバーとシーツ

施術の準備

- 手掌は洗浄してあっても、消毒用ジェルを手指にこすりこみます。または、グラブをはめます。
- 使用する針を包装（ブリスター）から露出させ、パック入り消毒綿のパックを大きく開いて、使用する針をその内面に乗せます。
- 多数の針を使用する場合は、ブリスターから露出はさせますが、針を包装してあるパッケージからは出しません。

触診

軽く指で押して、皮膚をスライドさせて直下の筋肉の状態を調べます。

- つまめる筋肉は、つまんで筋肉の硬さと皮下の形状を調べます。
- 圧迫に敏感に応答する部位は、針刺入の目標そのものであり、電気刺激にも敏感です。
- 敏感なので、少し圧迫するだけで飛び上がるほど痛むので、ジャンプ サイン Jump Sign と称されます。

前揉と後揉

◆刺激を行うので、刺激に馴らすために前揉することは行いません。

◆後揉は、血液凝固を妨げるので行いません。

◆

針施術の順番

1. 触診をして、刺入部位を決める。
2. 皮膚を清浄にする。
3. 針管に入った針を皮膚上に置く
4. 針管を皮膚と接触している部位でしっかりと保持する。
5. 一発叩打による切皮を行う。

6. 針管を去る。針柄が長い針はそのまま使用。

7. 針体を触らないように針刺入

切皮

- 毛のある頭皮は難しいですが、針を刺入する皮膚を消毒綿を使用して清浄にします。
- 清浄にした皮膚に、30秒以内に切皮します。
- 皮膚は十分緊張させて、針管を皮膚に密着させます。
- 針管を叩いても構わないので、針柄を強く叩打して一気に皮膚を貫通させます。
- 皮膚が十分引っ張られて緊張しておれば、ゆっくり切皮しても痛みは発生しません。
-

カリフォルニアで行われている方法

- 針体を触らない手技であること
- 皮膚の緊張を保ち、筋肉を保持するのに便利
- 針管を去るときに
- 切皮後針管を去るときに、それまで保持していた母指と示指'を広げて、皮膚の緊張を保ち、できれば下の筋肉を指で固定します。
- 針体を保持しなければ刺入しがたい場合は、ツバース Tsubars© が便利です。
- 抜針後
- 抜針後は何もしません
- 後揉は行いません。
- 出血があれば、正常な乾綿でしばらくおさえます。

ツボの種類

ツボを大別すると2種類に別れます。

> 1. 圧痛や違和感などの**反応がある場所**：筋肉の中。
> 2. 症状から考えて(帰納して)、**理論的に求める場所(経穴)**：皮膚上

　理論的に求める部位とは、難経系の脈診、良導絡測定、赤羽式あるいは症状から考える中医学により、理論的に示される治療経穴のことです。これらには、反応がある部位もありますが、無いことも多いです。そして皮膚上の点である経穴として示されています。

　ドライ ニードルでは、"反応がある部位"を刺激することを主目的とします。しかし、少し理論的ですが、反応が定かではない部位であってもペインクリニックで用いられている筋肉や筋腱移行部も刺激対象としています。この部位は、感覚神経や血管運動神経の麻酔により血流の改善を主目的とした痛みの悪循環を断ち切ることを目的として施術される部位です。この理論的に刺針する部位の数は、経穴よりも遥かに少ない数です。そして、この刺激するべき部位は、皮膚上の位置ではなく筋肉が主体です。

　平面である（2次元）皮膚上の位置（経穴）を目標とするのではなく身体を立体として捉え（3次元）筋肉や腱を目標とします。従って、ドライ ニードルでは"針の刺入方向と深さ"が重要です。従って、大まかな位置を表すために便宜的に経穴名を用いますが、皮膚上の場所は、さほど重要ではありません。

代表的な施術箇所

■上天柱

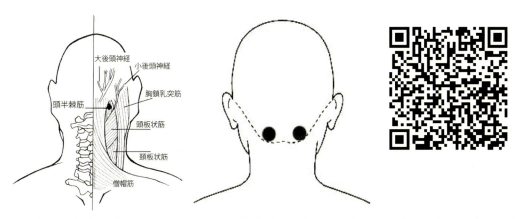

虚血は筋肉の痛みのあるところに必ず存在すると考えても良いのですが、特に発生しやすいのは僧帽筋 Trapezius muscle の頭蓋上項線（後頭骨下縁）あたりです（上天柱）。この部位は一般的な天柱よりも上にあるので「上天柱」と称されています。その付近の下層にある**頭半棘筋 Semispinalis capitis muscle**、あるいはさらにその奥の**小後頭直筋 Rectus capitis posterior minor muscle**、あるいはその外側の大後頭直筋(Rectus capitis posterior major muscle）に拘縮が存在することもあります。この場合は筋の脊柱よりの辺縁にドライ ニードルを行うことになります。

頭板状筋 Splenius capitis muscle は、筋の収縮運動をすることなく同じ姿勢で重い頭を長時間支えるために虚血状態となりコリ感、あるいは頭痛などの原因になります。上天柱は、頭蓋上項線 superior nuchal line で、僧帽筋の辺縁（外側）を頭蓋中央（視床付近）に向けて指頭で圧迫すると圧痛が出る部位です。大後頭神経軸索が通っている付近にあるので、特に圧痛が出やすいように考えられます。

拇指で押す場合、頭蓋の中心に向けて上方に押すと一番圧痛があることがわかりますが、ドライ ニードルもその方向に刺入します。

三叉神経と頸部求心神経は頸髄 C2 を中心に収束することにより三叉神経頸神経複合体（trigeminocervical complex）を形成しています。このため三叉神経を介して片頭痛、さらに頸神経を介して緊張型頭痛や頸原性頭痛を惹起し、これら頭痛が天柱を構成する種々の筋肉に悪影響を与える相互作用を呈することがあります。大阪医科大学麻酔科の故兵頭教授が提

唱された天柱症候群について、「**天柱シンドロームとは、後頭骨付着部近辺の項筋の持続的な筋攣縮や血行不全に由来した、天柱という部に相当してトリガーポイントが存在する筋筋膜性疼痛症候群**」のことであると表現されています [兵頭正義 1984] [兵頭正義, ペインクリニック症例の解説（その５）天柱シンドローム 1985]。症状の軽重を問わなければ、この筋筋膜症は、ほとんどすべての人に起こっています。軽症であれば後頚部の単なるコリとして自覚されますが、症状が進行すると、後頚部・後頭部の重感・鈍感に発展します。

Skillern は後頭部の疼痛に眼精疲労が伴う場合が多く、後頭部のブロックにより改善されることを 1954 年に見出しています。後頭神経痛が疼痛と眼精疲労を伴うので、大後頭神経三叉神経症候群(Great occipital trigeminis Syndrome: GOTS)（目の疲れ、まぶしさ、眼痛などを来たす。当然、頭部をめぐる各筋は関連的に攣縮し、頭全体の筋緊張性頭痛をも伴ってくる）を提唱しました [SKILLERN 1954]。東洋医学では眼の周囲にある経穴が用いられることが多いですが、上天柱へのドライ ニードルは頭痛に有効ですが「**眼精疲労や眼疾患にも有効**」です。

僧帽筋の後頭骨付着部付近の幅は、広いものもあれば狭いものもあり個体差が激しいです。僧帽筋の頭蓋への付着部の幅が広くても、あるいは狭くても頚部のコリに差があるとは限りません。ドライ ニードル施術部位としての皮膚上の位置は、臨床的に通常の天柱よりも上天柱が望ましく、僧帽筋外縁付近（大後頭神経傍側であることが多い）から、やや斜め上方で頭蓋の中心に向かって（視床方向に）、あるいは鼻の付け根に向かって刺入します。対象とする筋は頭半棘筋が主であると推察されますが、通常特定できません。

ER 針を使用する場合は、1 寸の 2 番で十分です。伝統的な形態の針を使用するならば、2 ないし 3 番を用います。先端が鈍であるセイリン社製の JSP が最も適しています。手に合わなければ寸 3 でも良いが、通常、針体長をそれほど必要としません。切皮後は針体が曲がらない程度の力で圧入します。圧入することがコツです。圧入することにより針先の抵抗がわかるからです。腱膜は少し抵抗がありますがそれを過ぎると柔らかい筋肉となり、時にやや硬い膜に触れます。このやや硬い膜を押して、素早く引くという数ミリ単位の振幅の雀啄操作を繰り返すといわゆる針のヒビキが出ることが多いです。柔らかくなればその部位の施術は完了です。鍼刺入部位は、頭蓋上項線で、僧帽筋の辺縁（外側）において、頭半棘筋 Semispinalis capitis muscle に対して、頭蓋中心（視床付近）に向けて切皮し、刺入方向に

力をゆっくりと加えて鍼を進めます。

　進める鍼の抵抗が柔らかければ、鍼のいわゆるヒビキは出ません。しかし、いわゆるコリの状態にある部位は、正常な部位よりも硬いです。したがって、鍼先端が鋭い、あるいは細い鍼よりも、先端が鈍で太い鍼の方が鍼先にある筋肉の硬さは良くわかります。この硬さは食用人参よりも硬い場合が多いように感じられます。

　圧痛があるということは、正常部位よりも圧迫などの侵害刺激に対する感受性が高いということですから、鍼の刺入による侵害刺激は、鍼の被刺激感覚（ヒビキ）を励起します。

　従って、刺入に伴う抵抗が少ない場合は、鍼刺入によるヒビキ感覚は通常出ません。しかし、筋膜を含む筋肉に異常（筋の局域的な痙縮）があれば、ヒビキ感覚が励起されます。言い換えると、ヒビキ感覚が励起されれば、鍼先は目的部位に正確に達していることになります。筋の痛みは痛みに対する感受性が高まっているからであり、コリ感も通常は感じない病理的な状態で異常感覚が発生していると考えられます。

　鎮痛消炎剤や、鎮痛剤、あるいは消炎剤は、全身的に投与され、発痛物質の蓄積や局域的な炎症状態、あるいは局域的な虚血状態に対応するものですが、鍼刺入刺激により、局所筋血流量の改善を期待できます。このことは、正常な筋に DN を行ってもそれ以上の効果は期待できないことを意味しています。

　さらに、刺針転向法を行うと非常に良い効果を上げます。また、その下の筋（小後頭直筋 Rectus capitis posterior minor muscle、大後頭直筋 Rectus capitis posterior major muscle）にも施術が必要であるかもしれないので、さらに針を押し進めます。針がこれら膜を通過する時には「**かすかな抵抗**」があります。故兵頭教授によると注射針の場合、通過するプツンとした感触を得ると表現されています。筋膜の硬い感触を得なくても、筋自体がややグニュッとした粘着性があれば、虚血を疑い、やや大きな振幅の雀啄を行います（1cm 程度）。筋膜と筋肉にかかわらず反応がある部位では（ヒビキが発生すれば）、「**針に肉がまといつく感触**」を得ます。また、針を引く際に「**吸い込まれるような感触**」を得ます。

　単収縮が常にあるように説明されていることが多いですが、天柱では単収縮を常に経験するわけではありません。これは天柱付近の筋の緊張が慢性化したため筋膜の肥厚、あるいは硬化、さらに一定の緊張と長さを長時間保ったための虚血が症状の原因となっていると考えられるからです。Ia からの情報、あるいはその処理が異常になっている場合には、針刺激により

単収縮をきたすが、天柱ではそのような事態になることは希です。トリッガーポイントと称される対象が一様のものではないことを示していると考えられます。

■鍼刺入の体位

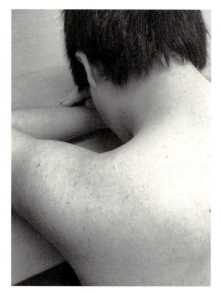
テーブルに頭を乗せる

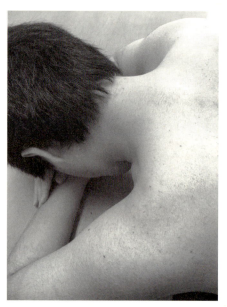
伏臥位で腕の上に頭を置く

■交感神経系と天柱・風池

松井孝嘉博士は、「首こり病（頚性神経筋症候群 cervical neuromuscular syndrome）」を命名され、様々な自律神経性の疾病の症状の元になり、特にうつ病（頚筋性うつ）になるとされています。あらゆる疾病と筋肉の痛みに天柱は必須の施術部位であり、次に述べる**K点**（風池）を加えることもあります。

グラフは、5名の上天柱に10秒間雀啄刺激した際の瞳孔直径の経時的変化です。施術すると瞳孔が散大し、その後施術前よりも瞳孔直径は小さくなります。施術により交感神経は興奮し、施術後は交感神経の抑制が認められます。

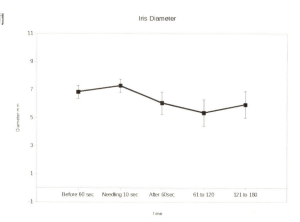

■風府

　一般的な左右の天柱を結ぶ線の中央ということになっていますが、それよりも上の脳戸に近い部位を使用します。この部位は項靭帯（nuchal ligament）にあり大後頭神経（greater occipital nerve）の皮枝（cutaneous branch）が来ています。左右の上天柱を結ぶ線の中央から頭頂に向けて、かなりの角度で斜刺します。理由は安全性と針体が有効部分に触れる面積を広くとるためです。

　針は筋腱移行部に入るので、筋肉よりも刺入に対して抵抗があります。頭蓋骨に近い部分まで刺入して雀啄を行います。上天柱同様に後頭部のコリ感のみならず頭部の交感神経系の興奮に大いに作用し瞳孔がやや散大するので、針による刺激中、天柱穴使用と同様に視界が明るく感じられる効果があります。上天柱と風府付近の刺激は交感神経系を興奮させる働きがあるようです。従って、鼻づまり、眠気、頭痛、風邪などに効果があります。

　漢方薬を風邪に使用する場合、初期である太陽病位にある風邪の場合、発汗していなければ麻黄が入った処方薬を用います。麻黄にはエフェドリンが含まれており交感神経を興奮させて発汗作用があります。発汗なく項背強張るが主症状である葛根湯、発汗なく節々が痛む症状が主症状である麻黄湯を投与する場合には、前述の上天柱と風府にドライ ニードルを行えば効果を得ます。これらの部位に施術することにより立毛が観察されることもあります。

■K点

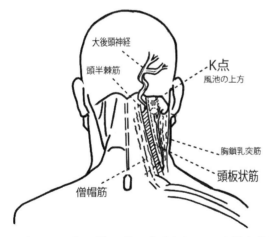

　国分正一 前東北大学整形外科教授により提唱された K 点は風池と称することも可能です [国分正一 2008]。胸鎖乳突筋と鎖骨後頭骨頭の頭側筋腱移行部（胸鎖乳突筋鎖骨後頭骨頭：CO 頭）にあり、一般的な風池の斜め上方約 1cm と称されています。頭板状筋の辺縁、あるいは頭板状筋と胸鎖乳突筋の間に位置しています。この部位も、天柱同様一般に定められている経穴位置よりも上方にあります。東洋医学で示される風池の効能以外に、肩こりや五十肩にも有効とされています。筋硬症 myogelosis（筋が張っ

て硬い) を呈しておれば、指頭による圧迫圧痛応答があり、針刺入に対する反応が強く出ます。

K点には交感神経系の興奮と弛緩、あるいはその調整を促す作用が示唆されています。刺入は対側の眼の奥、あるいは鼻の付け根を狙うのが一般的ですが、「**耳の疾患がある場合には乳様突起の内側に向けて体前方に向けて刺入**」します。

少量の麻酔薬を注入することにより眼精疲労、頚椎性神経根症、頚肩腕症候群、肩関節周囲炎などに有効で、下行性疼痛抑制が認められるとされています [国分正一, 頚部痛に対するK点ブロック 2010]。耳の疾患以外では、K点に対するドライ ニードルは刺激が強いので上天柱を使用する機会のほうが臨床的には多いです。K点(国分点)

DNは麻酔薬を使用しませんが類似の効果があります。

■触診

一般的な風池の頭部中心に向け斜め1cm上、胸鎖乳突筋 Sternocleidomastoid clavicle と鎖骨 Collar bone 後頭骨頭の頭側筋腱移行部にあたるとされています。

麻酔薬注射でブロックした場合には、眼精疲労、側頭部痛、顎の痛み、五十肩、前腕の痛み、肋間神経痛、ぎっくり腰、慢性腰痛に有効とされていますが、DNの場合も眼精疲労、側頭部痛、顎の痛みに効果があります。

乳様突起 Mastoid process と僧帽筋の中央部あたりの陥凹部を親指で、対側の目に向かって押し上げると圧痛があります。その部の頚椎寄りの部位です。

対側の目の奥をねらって鍼を徐々に圧入してゆきます。感覚的には頭半棘筋と頭板状筋の間にできている溝に刺入してゆく感じです。上天柱の時ほどではありませんが、この二つの筋肉で挟まれた溝を刺激する感じですが、さらに進めるとやや硬い筋肉(大後頭直筋)に当たり、その部に数ミリ刺入して雀啄します。

同側の側頭・コメカミ Temple (小後頭神経支配域)あたりにヒビキ感覚が出ることが多いです。さらにまた、あまりにもコッていると筋の単収縮が起こり、頭が動きます。

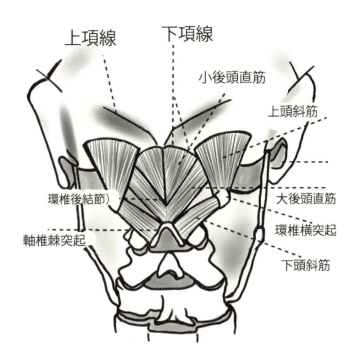

耳に症状がある場合、乳様突起の内側、水平もしくはやや下方に向けて徐々に刺入します。顎二腹筋や上頭斜筋を狙います。耳に温感やヒビキ感覚が出るとその深さで数ミリの雀啄を行います。

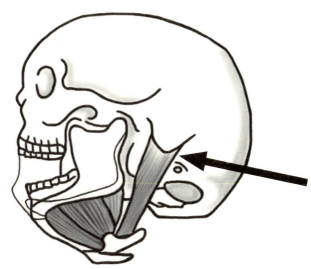

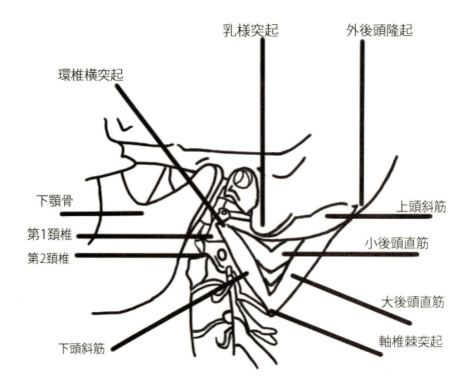

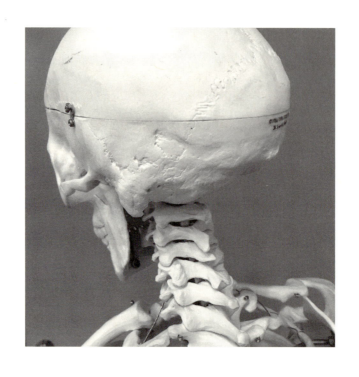

■後頭神経痛 occipital neuralgia

　後頭部～耳の後部の知覚を支配するのは、大後頭神経、小後頭神経、大耳介神経などです。上天柱に近い大後頭神経は第2頸神経の枝であり、他の二つの神経は頸神経叢から出ています。後頭神経痛の特発性のものは極めてまれです。腫瘍、炎症、外傷、痙性斜頸、変形性頸椎症、頸椎椎間板ヘルニアなどによって引き起こされます。特に髪の毛を触ると毛根付近がピリピリすることがあります。

　後頭神経の興奮が、三叉神経の第1枝に伝搬すると（cervico trigeminal relay）大後頭神経三叉神経症候群（great occipital trigeminal syndrome ; GOTS）を引き起こします。その症状は目の奥の痛み、目の疲れなど、さまざまです。

■完骨 GB12

□触診

　乳様突起 mastoid process 後面の頭蓋 Cranium との境目。指頭で頭蓋の中心に向け圧迫すると圧痛があります。頭板状筋、上頭斜筋のあたりで、耳の疾患、寝違い、肩こりを伴います。

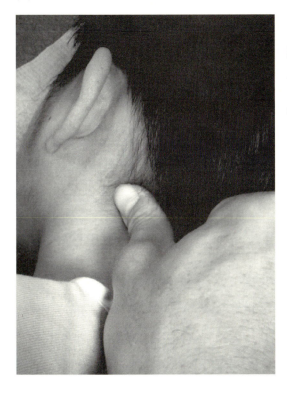

　頭蓋中央に向けて刺入してゆくと耳に温感とヒビキを感じます。耳の疾患や聴覚低下には、30秒から1分間数ミリの雀啄刺激を行うことが多いです。

■肩外兪

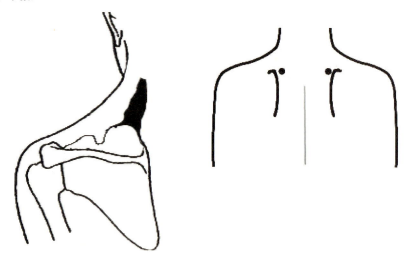

　肩甲骨内上角に付着している肩甲挙筋 scapular levator muscle は肩甲骨内側縁の上部約 1/3 に停止しています。肩外兪は肩甲挙筋の筋腱移行部 muscle tendon junction に相当します。菱形筋 rhomboid muscle、前鋸筋 serratus anterior muscle、僧帽筋 trapezius も付着しています。中でも肩甲挙筋は、腕を動かす際の肩甲骨の一種の固定、あるいは姿勢保持のために持久的な緊張を強いられる筋肉であるゆえに、天柱部位と同様に虚血状態を呈しやすく、圧痛やコリ感の反応が著明に出るのは肩甲骨内上角 superior angle of the scapula 部位です。頸背筋膜 cervico-dorsal fascia の緊張が原因と考えられています。肩甲骨内側縁に発生する肩甲肋骨症候群 scapulocostal syndrome の一部として考えることもできます [Russek 1952] [Michaele 1955]。

　触診は骨に向けて押すことになるので圧痛が出やすい場所でもありますから圧痛があるからと言っても、そこが最良の施術部位であるとは限りません。針を肩甲骨内上角に向けて刺入して筋腱移行部に達すると明らかに針先の硬さが異なることがわかります。骨膜近くまで針を進めて 3 ないし 5mm 程度の雀啄を行いますが、硬い部位にわずかに刺入して、押して引く操作がコツです。DN に適切な部位であれば、筋、または腱が動くのが感じられます。正確に刺入されておれば直流電気針、周辺に到達している場合は陰極矩形波針が適切です。

■肩中兪

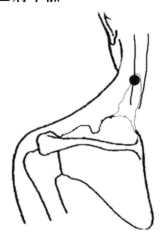

　第 6 ないし 7 頚椎棘突起から約 3cm 外側、第 7 頚椎または第 1 胸椎横突起に向け指頭で圧迫するとより広い範囲に快痛感があります。首の約 1cm 外方、僧帽筋辺縁、もしくは僧帽筋前端から脊椎に向けて後方より斜め上方から対側の胸鎖関節に向けて刺入します。表現を変えれば、僧帽筋辺縁から頚椎横の最長筋（longissimus dorsi）や多裂筋 Multifidi muscle に向け外方から脊椎に向け斜め、そして下方向に頚椎近傍まで刺入します。

　刺入点は通常の肩中兪よりも頭側です。「**脊椎に向かって**」刺入します。重い感じは出るが、筋収縮は通常出ません。項や肩のこり、肩関節異常に効果的で、特に寝ちがえや咳嗽（気管支喘息）などに効果があります。一般的に、深部の筋は固く粘着性であることを感じさせます。ヒビキを励起した場合、雀啄していると針に感じる粘着性感覚は徐々になくなって行きます。

　被刺激対象の人によって異なりますが、肩甲挙筋 Levator scapulae muscle、頚板状筋 Splenius cervicis muscle、頚最長筋 Longissimus cervicis muscle、あるいは深部の多裂筋 Multifidus muscle に刺入して雀啄刺激します。

　方向と深さに注意しなければなりませんが、脊椎方向に刺先が向いていることが必要です。

　肩こり、気管支喘息、五十肩に効果があります。ただし、触診による反応がなければ、また、ヒビキ感覚が症状部位に広がらなければ効果はありません。

■定喘

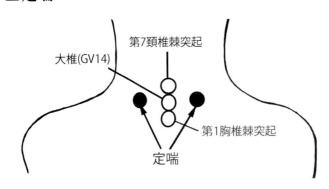

第7頸椎棘突起（中心）の外方約 3cm から刺入します。

中医学では定喘の皮膚上の位置を示しています。この皮膚上の位置は正確でなくてもかまいません。皮膚上で定喘と呼ばれているあたりの部位を刺激すると（知覚神経）気管支を支配する交感神経系を特に効率的に刺激するようです。

　刺鍼方向は脊柱に向かって 2cm ほど圧入して 1cm ほどの雀啄をします。気管に刺激を感じると良い効果が出ます。喘息発作が出そうな場合、あるいは出ているときでも効果があります。この部位単独で十分効果がありますが、上記の肩中兪(SI15)と併用することによりさらに効果が出ます。直後に呼吸が楽になりますが、その後、痰を排出します。声が低くなることが観察されます。　さらにこの部位はいわゆる寝違えに効果があります。

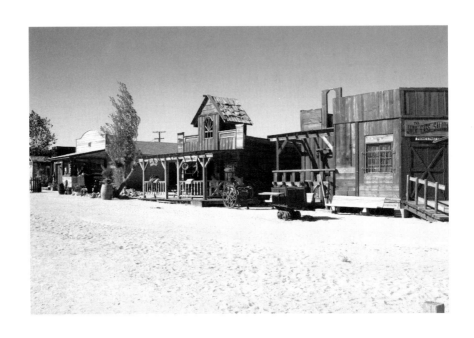

■頷厭、懸顱、懸釐

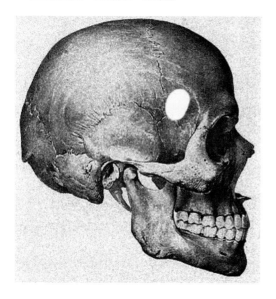
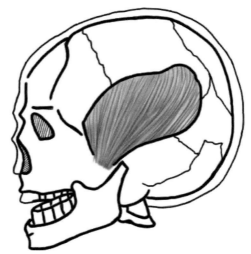

　側頭筋 Temporal muscle のいわゆる"こめかみ"部です。噛みしめると筋肉の動きが触知できます。顎を上下させると動くこめかみの筋肉部位です。側頭筋 Temporal muscle の一部。大きな筋肉の局域的な大きな動きとコリ、圧痛が出る良い例です。施術に使用するには圧痛があることが条件です。

　偏頭痛や咬合異常、項のコリの際に硬結状態のものが局域的に出現しやすく圧痛を呈します。置針しても良いのですが、直径 0.12 から 0.18 mm 程度の細い針を刺入し、細かい雀啄を繰り返すとヒビキとともに硬結が寛解します。やや柔らかくなったら刺激を終了します。筋緊張性頭痛、顎関節痛、眼精疲労などに効果があります。

　鍼は直刺します。肉厚がありますが、通常数ミリで硬い筋肉にあたります。ゆっくり圧入するとヒビキが広がります。硬い筋肉にあたったら 1mm 程度鍼を引き上げ、再び圧入する操作を繰り返します。雀啄操作により筋肉がある程度柔らかくなったら、そのまま圧入してゆきます。通常、1cm 程度、側頭骨近くまで刺入します。

　片頭痛、頭痛には欠かせません。さらにまた、顎関節症、歯痛、視力に効果があります。

■風府(GV16)

左右の上天柱を結んだ線の中央に位置します。

延髄刺入の事故を防ぐために頭蓋中心に向けて斜刺します。頭蓋骨にあてるように斜刺します。ゆっくりと圧入すると僧帽筋の筋腱移行部にあたる弾力のある抵抗にすぐにぶつかります。数ミリ刺入しても良いが、抵抗部に数mm振幅の雀啄を行うと後頭部から頭蓋全体にヒビキがあります。突き刺すのではなく押し入れて、素早く引き上げるのがコツです。

上天柱とともに施術を加えることで、さらに効果を増します。あるいは、この部位のみで両上天柱への施術の代わりとします。

江戸時代の石坂宗哲は、五柱と称して風池、天柱、風府を汎用していました。頭痛やストレスに効果があるとされています。

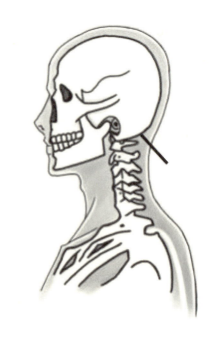

上天柱、K点、風府は、特に注意して頭蓋骨にあたる方向にゆっくりと圧入します。

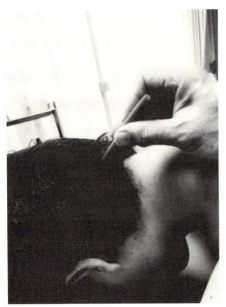

■肩井

肩井は僧帽筋 trapezius の上背部辺縁に位置します。この部位には首の付け根から3横指外方に大抵の場合、運動点 moving point があります。僧帽筋は上背部全体に広がる羽状筋ですが、肩井部位はドライ ニードルにより局域的な筋収縮が発現しやすい部位です。刺激に敏感なのは体幹腹側ですが、背側から刺激したほうが広い範囲に効果を及ぼすようです。

拇指を背面に置き、示指、中指、環指を腹側に当てて「**摘みながら圧擦**」pincer palpation します。中指を特に深く入れ込みます。タコ糸のような索状物 palpable band を僧帽筋の腹側に触知する事があり、さらにまた、直径1cm程度のゴム管のようなものを辺縁部に触れることもあります。

刺入部位は僧帽筋の大きさにもよりますが、首の付け根から約3ないし4cm、僧帽筋の上端から約1ないし3cm下方部です。刺入し索状物に針先が当たると硬さを感じます。そのまま針を刺入し、時には対側にある指に刺先の圧迫を感じることもあるくらい刺入します。針刺入により、ヒビキとともに単収縮が起こります。単収縮が起これば、刺激による単収縮を起こさなくなるまで刺先転向法を行います。

刺先転向は、刺入した針を少し引き抜き（0.5ないし1cm程度）、垂直方向（脊椎に平行）に刺先転向を行い、再び刺入する方法です。

刺先を転向する向きは筋繊維方向に対して直角になるように行います。針を引き上げて針先方向を変えると同時に、保持している押し手の下にある皮膚を反対側に少しずらす手法は、実際的な方法です。

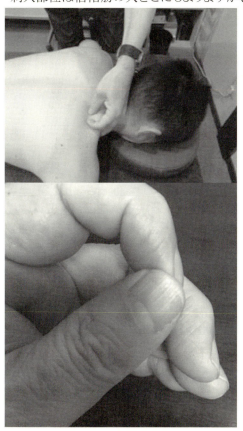

中指以下と母指と示指の間に筋肉を挟みます

僧帽筋の収縮は、天柱から肩峰付近まで局域的に起こっていることがしばしば観察できます。単収縮が起これば、刺激は十分行われたことになります。

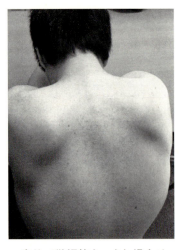

座位で僧帽筋をつまむ場合は、腕を前に伸ばして行います。

腹側から行う場合は、鎖骨 clavicle があるため操作の制限を受ける困難があります。また、上方（頭から足の方向）からの刺入は索状物を捉えがたい欠点があります。

首の付け根と肩の端の間の部位で、首の付け根から3ないし4cmほど離れた僧帽筋の辺縁に運動点 motor point が存在しています。ドライ ニードルによって、この運動点を狙うのも1方法です。筋の辺縁に直刺よりも上方からやや背面に向かって斜刺すると単収縮が起こりやすいですが容易ではありません。

中指と薬指を腹側から背側に向け差し入れます。皮膚を清潔にしてから目標部位には鍼と鍼管を置き、腹側の中指と薬指に対して母指と示指で背側から僧帽筋と鍼管を固定します。切皮後、鍼を圧入します。

索状硬結、弾力のある餅のような柔らかい塊、ゴムホースのような辺縁の塊に鍼先があたると単収縮を起こすことが多いです。鍼先は文字通りのピンポイントなので、鍼を引き上げて刺入方向を筋線維の走行方向を横切る方向に針の向きを僅かにずらして鍼を再び刺入します（刺鍼転向法）。5回程度刺鍼転向法を用いて単収縮が起こらなくなるまで筋肉をくつろげます。複数回刺鍼転向を行うので、鍼は1番かせいぜい2番が良いです。

刺鍼転向のテクニックが難しい場合は、2.5Hz程度の陰極矩形波を用いて、電気的に筋収縮を数秒から10秒程度行わせて、筋肉をくつろげることも可能です。

筋肉をつまんでいる場合、できるだけ鍼先は中指に向けて刺入します。筋膜は筋肉の最外層を覆う筋周囲膜以外に、筋線維束を覆う筋膜もありますから目標をどの程度の深さに定めるかは、鍼刺入による筋肉の反応によります。

片側にDNを行うと、その反対側での筋肉の反応が余り示されないことがしばしば見受けられます。巨刺の法に説明されているように、体の片側に刺激をすると、その効果はその反対側にも現れます。

神経軸索の絞扼

　神経軸索を強く圧迫すると痛みが発生すると単純に考える者が多いですが、常に痛みが発生するとは限りません。特に脊椎などによる圧迫（pinching）により痛みが発生するにはかなりの時間経過を要します。

　脊椎による pinching あるいは「**筋肉の強い拘縮**」により軸索が強く圧迫される（絞扼を受ける）と感覚は最初鈍麻します。このため、古くは四肢の外科手術において、痛みを和らげるために神経軸索の圧迫が行われていました。このような状態が継続すると、神経自体が変性を起こし痛みを発生するようになります。

　正座を長く続けると、足の感覚は鈍麻して来ます。完全に知覚が鈍麻するまでは、筋肉などへの圧迫の痛みが感じられます。痺れが切れるというのは、神経軸索の血行不良が発生し発痛物質が蓄積した結果、痛みの閾値が下がります。このため血流が回復すると動脈の拍動が刺激となり痛みを発生します。このような絞扼（pinching あるいは圧迫）の結果発生する痛みの典型は代謝障害以外の坐骨神経痛です。また五十肩も肩甲上神経が棘上筋によって絞扼を受けている事があります。

　ドライ ニードルによる施術の一つの目的は、この筋収縮に基づく骨による神経軸索の pinching や筋の緊張あるいは拘縮による神経軸索の絞扼を緩和することにあります。

■秉風

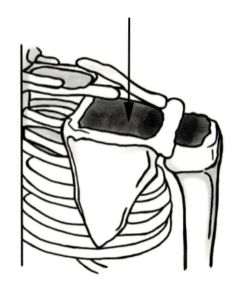

　五十肩にたいする代表的な神経ブロックは、肩甲上切痕 suprascapular notch を通る肩甲上神経 suprascapular nerve への麻酔です。針施術においても、肩甲骨内上角 internal angulus superior scapulae と肩峰 acromion を結ぶ線の中点よりもやや外側上方から斜めに針を刺入すると肩甲上神経にあたるとする者もありますが、実際にはまず当たりません。肩甲上神経が麻酔されるのは液状の麻酔薬が浸潤して肩甲上神経が麻酔されるからで

す。さらにまた針を肩甲上神経にあてても神経の伝導がブロックされるということはありません。神経軸索束付近に刺入すれば、筋の拘縮、あるいは周辺の血流改善が期待できるので、それなりの効果は期待できます。しかし、肩甲上神経ブロックは痛覚をブロックすることが主たる効果のようであり、筋自体の弛緩はなかなか発生しないようです。

　硬くなっている棘上筋に針が入ると筋肉の収縮が見られたり肩関節に、いわゆるヒビキが発生することがあります。

　より有効に腱板の以上に対処するため、五十肩などの痛みには、秉風よりも肩峰に近い部位から回旋板に向け、すなわち肩関節の中心に向けて針を刺入する方法を取ります。

■棘上筋腱部

　回旋版を主に構成するのは棘上筋腱です。圧痛を察知することは解剖学的に困難ですが、動きなどから推定される障害に DN を行います。秉風よりも肩関節に近い位置から肩関節中央（中心部）に向けて 3 番寸六、40mm 針を刺入します。

　100〜500Hz 矩形波針、または直流電気針を行います。肩関節内、三角筋烏口突起周囲大胸筋上腕屈側、前腕橈骨側に刺激が放散します。腱板 rotator cuff に対しては、「**秉風から肩関節の中心に向けて**」刺入し、特に 500Hz を通電すると鎮痛消炎効果を得ることができます。ピコリナでは 100Hz を用います。

　高い周波数を使用するのは、神経の不応期を期待して通電中の針周囲の動脈血管の弛緩と痛覚抑制を意図しています。

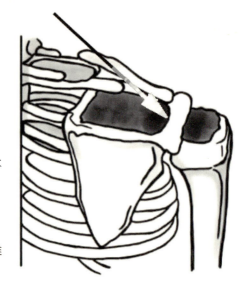

　一般的に急性期の場合は、弱い直流電気針（3〜6V, 50〜100μA）を使用すると良い効果を得ます。棘上筋全体の拘縮が強いようなら矩形波針を行って、筋の繰り返した収縮を起こさせます。

　慢性的な肩こりの場合には、僧帽筋の筋繊維方向に 2 ないし 5 番針を脊椎方向に斜刺します。この方法は心地良い被刺激感覚を励起することが多いようです。

棘上筋腱板 rotator cuff は、棘上筋、棘下筋、肩甲下筋、小円筋より構成されています。肩関節の前面で上腕二頭筋長頭筋腱鞘のあたりが痛む場合には、意外に上腕骨骨頭付近に付着する肩甲下筋が痛みを発していることもあり、肩甲挙筋から肩関節に向けて刺入することにより痛みが取れることも多く見られます。

肩関節包の知覚については、前面は肩甲下神経、腋窩神経外側胸筋神経、後面は肩甲上神経、腋窩神経に支配されているとされています（Aszmann et al (1996) Innervation of the human shoulder Clinical Orthopaedics. 330: 202-207）。つまり、肩甲上神経のブロックだけでは取れない関節の痛みもある可能性があると考えられ、痛みが発生している部位に針刺入を行えば良いのですが、なかなか部位は同定できないことが多いです。この場合、棘上筋から肩関節に向けて刺入し、痛む部位に響けば痛みが取れることが多いです。痛む部位に感じるということは、針刺激が投射痛のようになっていることが想像でき、また、逆行性に刺激が中枢側に伝えられたからであるとも考えられます。さらにまた、肩甲下筋に刺激を送ることも時には有効です。

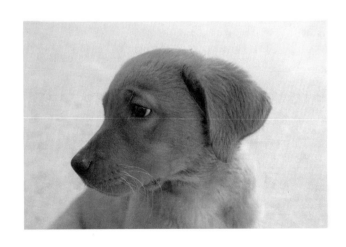

■天宗

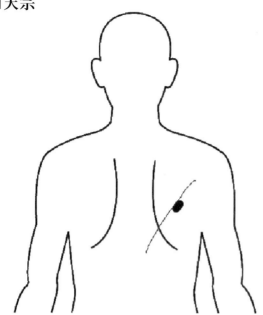

心兪あたりの筋痛を含めた上背部の痛みの原因部位トリッガーポイント trigger point TP となっている可能性が非常に高い部位です。

天柱、肩井、天宗の3点はドライ ニードルにおいて最重要部位です。天宗には圧痛が出やすく、また刺激により肘の方に向けてヒビキ感覚が出やすいので、TPを説明する成書にはしてしばしば示される部位です。できれば患側を上にした側臥位で施術を行います。まず肩甲骨の内上角、下縁、外側端を確かめます。その上で以下の施術を行います。腕を動かすと肩甲骨はそれに応じて回転します。必ず辺縁や下縁の位置を確認することが大切です。

TPの部位、あるいは経穴学に従うと、天宗は肩甲骨上の棘下筋中央となっていることが多いですが、ドライ ニードルでは、肩甲骨上の僧帽筋を斜め上方に母指と示指で十分に押し上げて、僧帽筋の背部側ではなく筋肉の厚み部分に針を刺入します。僧帽筋とその下の棘下筋が目標となります。僧帽筋をステーキ肉に例えると、ステーキの厚み部分とその下の棘下筋の下部と小円筋にドライ ニードルを行います。肩井付近の僧帽筋と同様に、典型的な肩甲骨上僧帽筋の辺縁には索状物、あるいは筋の硬化がしばしば認められます。筋肉が薄い場合には、筋肉の厚み部分ではなく一般的な天宗への刺鍼法も用います。希に、肩甲骨下部にある棘下筋（あるいは大円筋 Teres major muscle 起始部）に反応が出ることもあり、肩甲骨の近くまで刺入します、

肩甲骨上の棘下筋中央、あるいは下縁に反応が出ることもありますから固定観念に従わないで、触診することが大切です。

■棘間靭帯

経穴学での督脈に相当します。動作や指頭により背部正中線上に感じる痛みです。棘上靭帯の痛みもありますが、ほとんどは棘間靭帯の痛みです。靭帯は筋肉ではありませんが痛みを発生します。一般的には筋肉の痛み（脊椎傍側の緊張、筋拘縮）があって付随的に棘間靭帯の痛みが発生することが多いようです。つまり、trigger point であるよりも、随伴痛となっていることがほとんどです。希に外力（ムチ打ちや捻挫）により原因痛となっていることがあります。後ろにそると腰が痛い場合、第4と5腰椎の棘突起間に圧痛があることがあります。

特に圧痛があるかどうかの診察により原因痛となっていることが判明することが多いです。しかし、随伴する痛みあるいは不快感は、強いコリなどの症状に起因していることが多く、大椎 C1 の下、Th1 から 5 付近にしばしば出現します。腰痛の場合は L5 のあたりに、しばしば出現しています。

指頭による圧迫により圧痛がなくても症状から帰納して大椎 C1 の下に施術することも例外的に行うことがあります。それは、風邪の初期、あるいはインフルエンザの場合です。前述の風府、大椎を刺激することにより麻黄湯や葛根湯に似た作用が期待できます。麻黄の成分が交感神経系を刺激するように、風府と大椎を刺激すると発汗作用があるようです。

2番針を用いて胸椎棘突起間に上方に向けて約 1 ないし 2cm ほど頭に向けて刺針して雀啄します。この部位は針先端に硬さの変化を感知し難いのでむやみに針を刺入しません。圧入し少し引き、さらに圧入し少し引く操作を繰り返すと患者が心地良いヒビキとして感じる深さがあります。「ちょうど良い刺激となっていますか」と声をかけながら行うと良いです。刺激は筋肉に比較して長く行うことが多いです。

■肩貞 (SI9)

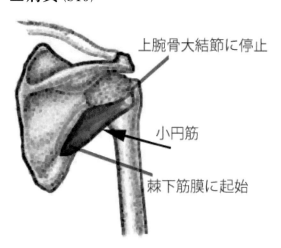

上腕骨大結節に停止
小円筋
棘下筋膜に起始

　肩関節の下の筋肉を内上方に向けて押すと圧痛が出やすい部位（小円筋 Teres minor muscle）です。肩関節の障害や手首の障害の Trigger Point になっていることがあります。肩貞部位に圧痛がある場合は、必ず前記の天宗部位を触診しておく必要があります。

　内上方に向けて刺入します。刺入して、本当に悪い場所であると筋の単収縮が起こりやすいです。また、手首の方にヒビキ感覚が起こることがあります。

■肩甲下筋 Subscapularis muscle

① 仰臥位。肩甲骨が回転して察知しやすくなるので腕を左図よりも頭上に上げます。

腋窩近くで、中指で肩甲骨の外側縁を確認し、背に向けて（肩甲骨）に向けて斜刺を行います。

筋肉を保持固定して鍼先が確実となるので、置鍼は避けなければなりません。

② 同時に僧帽筋と前鋸筋 Serratus anterior muscle も刺激することになりますが、座位で、両腕を合わせるようにして肩甲骨を広げることにより、背部から肩甲下筋に鍼刺入することが可能です。この場合、両肘をできるだけくっつけることにより、翼状肩甲の状態になります。

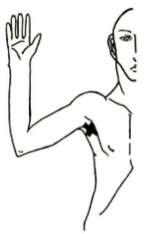

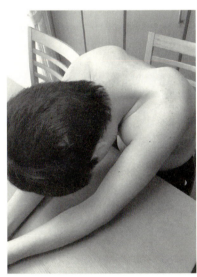

両肘をくっつけるような姿勢を取ります

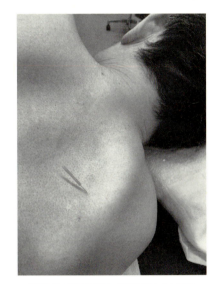

側臥位で肩関節に体重をかけます

刺入側の肩関節を下にした側臥位で、体重がかかるので肩甲骨が開きます（翼状）。この体位では肩甲骨や筋肉が比較的安定しているので、置鍼や低周波置鍼が可能です。

首の付根のこわばり感などの trigger point となっていることもある筋肉です。

■**前鋸筋** Serratus anterior muscle

　前述の肩甲下筋への刺激法（腹側からの刺激法を除く）は前鋸筋の刺激にも用います。手法は同じです。　前鋸筋は、肩甲骨を回すことにより、腕を横水平よりも挙げる作用があります。腕が水平よりも上がらない場合は、試してみる価値があります。Trigger point は効果があれば、施術した部位がそうであったと言うことができます。症状から推定して施術することも一つの方法です。

肩関節の治療

　肩関節及び周囲の痛みは「**頸背筋膜の緊張によるもの**」と、自律神経系が関与している狭心症や心筋梗塞、肩手症候群 Steinbrocker shoulder hand syndrome に大別されています。肩関節の安定性に大きな役割を果たすものは筋肉とその炎症である靭帯です。

　回旋筋腱板 rotator cuff を構成する棘上筋、棘下筋、肩甲下筋、小円筋、および上腕二頭筋長頭腱 long head of the biceps brachii は、肩関節の動きの異常と発痛の原因となりやすい部位です。本編では硬膜鞘癒着症候群 dural sleeve syndrome といった、より中枢性のものを除いています。

■**肩の圧痛点**

　棘上筋腱 supraspinatus muscle tendon の退行変性 degeneration は、肩峰端外下部 under part of acromial extremity に圧痛を生じます。また、外転60°から120°の間で痛みを生じます。⇒有痛弧徴候 painful arc sign

　上腕二頭筋長頭腱は結節間溝 bicipital groove で三角筋前縁 prelimbic deltoideus muscle との交差部位、および烏口突起外側方 outer side of coracoid process で圧痛を生じます。

　回旋筋腱板の通過障害は、肩峰下粘液包 subacromial bursa と三角筋下粘液包は痛みを惹起します。烏口突起 coracoid process と肩峰 acromial process を結ぶ烏口上腕靭帯 coracohemeral ligament は、関節包靭帯 capsular ligament の中でも関節包固定に大きく関与していますが、容易に拘縮を起こします。その結果、外旋や外転が制限されます。

肩を支配する神経は、肩甲上神経 suprascapular nerve、腋窩神経 axillary nerve、橈骨神経 radian、前胸神経 anterior thoracic nerve、上腕神経叢後束 posterior cord of brachial plexus です。最も関与している肩甲上神経は上腕神経叢の上幹 upper trunk から出て、肩甲上切痕にある上肩甲横靭帯 superior transverse scapula ligament の下を通過して棘窩切痕 spinoglenoi notch の部位で肩甲骨後面に出て、肩甲棘基部 base of scapular spine でほぼ直角に方向を変え、一方は棘下筋 infraspinatus muscle に達し、他方は肩関節に行きます。肩甲上切痕とその肩甲棘基部において絞扼を受ける可能性が高く、このために圧痛点を棘下筋部に呈することが多いのです。天宗部位がトリッガーポイントとなっていることが多いので、実際の施術では、天宗にドライ ニードルを行うと肩前面、上腕二頭筋上部、さらに肘関節から手背に刺激が放散する結果を得ることが多いです。

　棘下筋が肩甲上神経の絞扼を起こしていると小円筋 teres minor muscle に圧痛が出ます。肩貞または臑兪のあたりに圧痛があればその部位にドライ ニードルを施術します。

　ドライ ニードルでは、この肩甲上神経を絞扼している棘上筋に刺針します。棘上筋は肩甲骨の棘上窩 supraspinous fossa、**棘上筋膜** fascia superaspinous の内面から起始し、肩峰の下を外方へ走り、上腕骨大結節 greater tuberosity of humerus の上部へ停止しています。

　最も刺針しやすいのは秉風から棘上窩 supraspinous fossa に向け、すなわち背中に平行に近い角度で刺入する方法です。針先にあるのは肩甲骨であるので気胸の恐れがありません。無論、肩甲切痕近くの筋肉に刺針するほうが効果は良いのですが、回旋腱板 rotator cuff の不完全断裂などを起こしている場合は、棘上筋全体の緊張を寛解するほうが臨床的に効果が良いようです（cf P70~72）。

　針を刺入すると筋が緊張している表面に当たります。その部位で雀啄を行い、ある程度柔らかくなってから徐々に深く刺入して行きます。十分深く刺入してから雀啄を繰り返すと針に肉がまといつくような感じとなり、針を引き上げる動作の時に吸い込まれるような感覚を得ます。そのまま操作を続けると少し吸い込まれるような感じが弱くなった時点で終了します。

■肩関節の異常

回旋筋腱板 rotator cuff は、

- ◆ 棘上筋 Supraspinatus muscle
- ◆ 棘下筋 Infraspinatus muscle
- ◆ 小円筋 Teres minor muscle
- ◆ 肩甲下筋 Subscapularis muscle

の腱から構成されていますが、棘上筋由来の原因が最も痛みを発生しやすいです。

棘上筋が肩甲上神経 Suprascapular nerve を絞扼 entrapment していることもあります。従って、五十肩などに対する第一選択は、前述のように秉風 SI12 から棘上筋を貫いて棘上窩まで刺入します。棘上筋に対して雀啄刺激を十分行うことにより、棘上筋による肩甲上神経軸索に対する絞扼を寛解します。肩甲切痕 Suprascapular notch を狙う必要はありません。軸索を刺激しても効果はありません。僧帽筋辺縁と棘下筋に対してもうっとも有効な刺鍼法は上記天宗です。

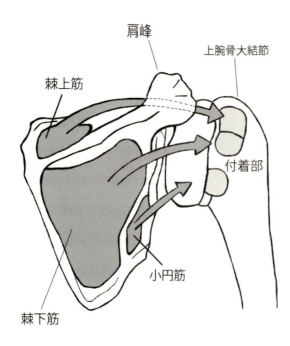

小円筋に対しては肩貞 SI9 または臑兪 SI10 のあたりから、圧痛に向けて刺入します。

肩甲下筋は座位、側臥位で斜刺します。

最も痛みの出やすいのは、棘上筋が肩峰 Acromion と烏口突起 Coracoid process の間を通る部位です。触診で圧痛を確かめることができませんが、肩甲骨を固定して腕を水平より挙げると痛みのある症状のときに効果があります。この部位は、秉風(SI12)と巨骨(LI16)の中間から、Glenohumeral joint; Shoulder joint（肩関節・関節窩上腕関節）の中心に向けてゆっくり斜刺して刺入します。弱い 500Hz マイナス単極矩形波通電約 5 ないし 15 秒が良い結果をもたらします。弱い直流通電（6V、100μA 程度）も効果があります。

鍼刺激効果は、直後効果もありますが、15ないし30分後くらいから効果が出やすいです。約1時間で効果が最高に達するようです。

■厥陰俞

僧帽筋、胸最長筋 Longissimus thoracis muscle、胸棘筋 Spinalis thoracis muscle、胸腸肋筋 Iliocostalis muscle、胸部の腰腸肋筋 Thoracic part of iliocostalis lumborum の相称である脊柱起立筋の部分。

僧帽筋の下にある、胸最長筋と胸棘筋、特に胸棘筋を圧擦します。圧擦して反応部位があれば、押手で筋肉を強く固定して施術します。

コリは後頸部に始まり、時間経過とともに肩背部に広がります（腰部に向かって降りてきます）。

脊柱傍側にある脊柱起立筋を押手で持ち上げるように挟みます。針鍼刺入は、必ず脊柱に向けて行います。

患側を上にした側臥位で、腕を背部に回した施術姿勢が最も行いやすいです。座位で腕を背部に少し回した姿勢で行っても良いです。

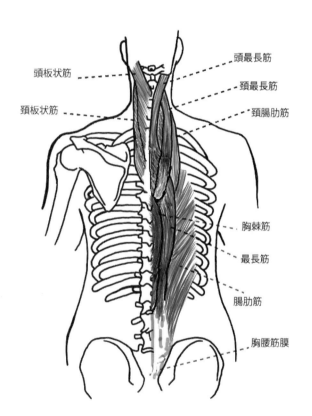

心臓期外性収縮や心不全、狭心症などあらゆる心臓関係の症状に何らかの影響をおよぼすことが多いです。明らかな心疾患がある場合は、膏肓(BL43)と組み合わせて DN としては弱い刺激を行います。

■膏肓

　コリの慢性化したもの、乳腺炎、智歯などによる慢性の歯痛に効果があります。一方で、気胸を起こしやすい危険な部位です。

　腕を腹側に回して、肩甲間部を広げます。肩甲骨内縁に僧帽筋が交わる部位の腰部側にあり、僧帽筋と肩甲骨内縁により構成される三角形の凹んだ部位です。肩甲骨に対して菱形筋と前鋸筋は、

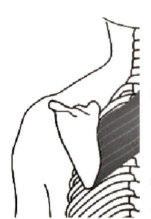

・菱形筋 ⇒ 肩甲骨下方回旋、内転

・前鋸筋 ⇒ 肩甲骨上方回旋、外転

　菱形筋と前鋸筋は、肩甲骨内側で筋連結しています。構成される三角形の肩甲骨内縁に向けて圧迫すると圧痛が出ます。

　胸腔 Thoracic cavity まで近いので、直刺（皮膚に対して直角）では深くても5mmから皮下脂肪が厚くても10mm程度にとどめます。DNでは刺入方向は僧帽筋と肩甲骨内縁とが交わる角に向けて斜刺しますが、肩甲骨に平行に扇状に刺入方向を複数回変えて雀啄刺激を行います。

　この部位は特に陰極矩形波刺激が望ましいところです。2.5、10, 20Hzで5ないし10秒間刺激します。

　前鋸筋や肩甲下筋を刺激する際に用いた患部を下にして、側臥位で肩関節に体重をかけた姿勢で、肩甲下に向けほぼ水平に近い斜刺を行うことはより安全な方法です。

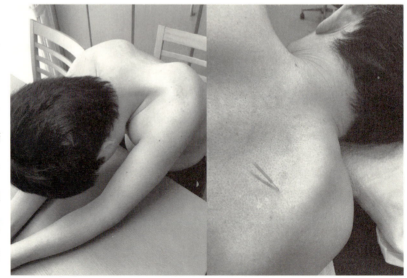

両肘をくっつけるのがコツです。　　　　側臥位

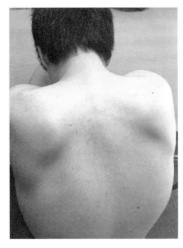
座位では左図のような姿勢を取る（両肘を接近させます）ことにより目標をつかみやすくなります。肩甲間部は筋肉が薄いので直角に刺入する場合、気胸を起こさないように深刺しは禁物です。

　用途としては、前述のコリ感もそうですが、腕が上に上がらないことを目安に用います。

　刺鍼は、肩甲骨に平行に扇状に刺鍼転向を行います。

　特に側臥位で下にした肩側の肩甲拳筋は、容易につまむことができるので、肩甲拳筋に問題がある場合は摘んで固定して刺鍼します。

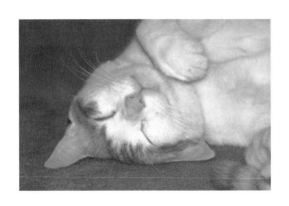

内臓の疾患

　内臓の疾患も筋肉の緊張や圧痛として現れます。経験的に、胃(Stomach)、十二指腸(Duodenum)、胆嚢(Gall bladder)、肝臓(Liver)、膵臓(Pancreas)の疾患には効果があります。また、最長筋 Longissimus muscle や胸棘筋 Spinalis thoracis muscle、下方では腸肋筋 Iliocostalis muscle に反応が現れやすいです。

　筋肉自体の疾患ではなく内臓からの反射は筋上皮膜 Epimysium を刺激してやれば良いようで、筋周囲 Perimysium や筋内膜 Endomisium まで、鍼を刺入する必要が無いことが多いです。

　伝統的な鍼術では体幹背腹には太い鍼を浅く刺しています。DN は鍼刺激法のテクニックであり、やはり、太い鍼(5 番以上)を用いるのが便利です。

　圧痛部位において、皮膚に対して直角に切皮後、圧入して筋の表面にまで到達させます。その部、もしくは数ミリ刺入してグル音が聞こえるか、患者が「お腹が暖かく感じる」と言うまで、できれば雀啄刺激を継続して行います。または、刺入深度を変えないで撚鍼を行います。この場合でも、良い刺激点を求めるために指針転向法を用います。通常、30 秒から 2 分程度の刺激を行います。

　肝兪または胆兪、あるい、脾兪に加えて三焦兪(BL22)を刺激します。三焦兪には、ほとんどの人で圧痛（圧迫による快感）があります。筋肉が固くなるのは、最長筋が多いですが、症状にかかわらず、いわゆる華佗の穴を脊椎傍側の胸棘筋に求めて、背骨の横を数秒間ずつ多数刺入する方法も身体の状態を良くするとか、リラックスさせるには良い方法です。

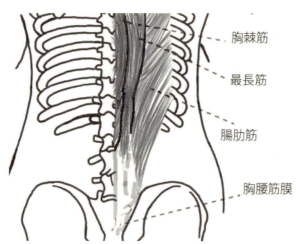

腰痛

広背筋 latissimus dorsi muscle や下後鋸筋 inferior posterior serratus muscle の起始にもなっている胸腰筋膜 thoracolumbar fascia は、広背筋と下後鋸筋の腱膜と重なり、厚い腰背筋腱膜 lumbar aponeurosis を構成します。これ以外にも、大臀筋 Gluteus maximus muscle、外腹斜筋 External oblique muscle、僧帽筋とも連続性があるとされています。

胸腰筋膜 {
- ◎ 広背筋
- ◎ 下後鋸筋
- ◎ 大臀筋
- ◎ 外腹斜筋
- ◎ 僧帽筋

特に L5 から S2 は、全てに関係した筋線維が網状を構成しています。あらゆる腰痛に対する DN の第一選択部位は、第 5 腰椎 lumbar vertebra と仙椎 sacral vertebra、寛骨 Pelvic bone によって囲まれた部位です。さらにこの部は、腸腰靭帯 Iliolumbar ligament の存在する場所でもあります。この部に圧痛があれば、殆どの腰痛は解消できます。この部に圧痛が認められない腰痛は、L1 ないし L3 付近にある多裂筋 Multifidus; Multifidus muscle に損傷がある場合があり、1 回の施術ではなかなか改善されません。日にちが必要です。

① 伏臥位 prone position にて、上記部位に寸 6 の 5 番を皮膚に対して直角に刺入します。

- ◆ 一般的には 1～2 cm 程度刺入するとやや硬い層（腰背筋腱膜）に鍼先が当たります。
- ◆ さらに圧入してゆくと 2.5 cm 程度から腰部、臀部、下肢、さらには下腹部にヒビキが出ます。
- ◆ 3～4cm の深さで振幅 1 cm 程度の雀啄を行います。最初はギシギシする抵抗を鍼に感じることがあります。
- ◆ このギシギシを感じなくなるまで刺激する必要はありませんが、なくなった方が効果が出

ます。

◆ 30秒から2分間程度、雀啄刺激または置鍼します。

② 第2ないし3腰椎横突起に向けて斜刺します。これは体をひねると痛みを発する場合に有効です。

③ 側臥位 lateral position にて、腰方形筋 Quadratus lumborum muscle の側面から斜刺します。寛骨周辺の圧痛に対して複数箇所施術することもあります。特に椎間板ヘルニアなどで、特定部位の以上に由来する圧痛部位に施術します。

④ 伏臥位において、腰痛を起こしていると推定される椎体 Vertebra の棘突起の傍側2ないし3横指の部位（左右）に棘突起傍側ごとに鍼を圧入します。悪い部位にはヒビキが出ます。全ての部位で雀啄刺激しますが、2分間ほど置鍼するのも一方法です。

下の図は次に述べる中臀筋と小殿筋の交差部、仙骨と寛骨の関節部位を示しています。

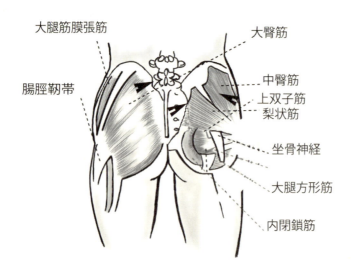

三角形部分が主な刺激部位です。

■中臀筋

　中臀筋あるいは小殿筋です。後上腸骨棘と大転子を結んだ線を三等分した後上腸骨棘側の部位です。大臀筋 Gluteus maximus muscle が第 1 層、中臀筋 medius muscle の辺縁が第 2 層にあります。強く圧迫すると、中臀筋の辺縁が触知できますので、押し手で強く圧迫して鍼を直角に刺入します。よほど脂肪層の厚い人でない限り、寸六の鍼で目標まで到達できます。押し手は、繰り返しますが、強く臀部を圧迫しなければなりません。

　腰痛が慢性化すると、原因にかかわらず足まで異常感覚が出ることが多いですが、この部に施術すると、足にヒビキが伝わることが多いです。代謝障害以外の坐骨神経痛にも適用します。

歴史

　トリッガーポイント療法は麻酔薬を注射する以外に、針刺激によっても効果を得ることができるということがわかり、日本の鍼灸師によって施術され始めています。神経の伝導や伝達を留めてしまう麻酔薬の代わりに、鍼で刺激することにより同じような効果が出るということは不思議な印象を与えます。

　トリッガーポイント療法は理論です。病的焦点 focus があり、そこ部位の痛みや連関痛、あるいは投射痛などのことを考えて、原因となっている部位 trigger point を考える理論です。薬で起炎菌を治療しても、麻酔しても、置鍼しても、あるいは雀啄でも撚鍼でも、テクニックはなんでも良いわけです。ドライニードルはトリッガーポイントも含めた筋肉の感覚閾値が低い部位（痛みを感じる部位）で筋肉が硬くなっている部位に鍼刺激を行うテクニックです。派生的に同一脊髄分節を刺激して交感神経系を興奮させて気管支を拡張させるとか体壁を刺激することにより内臓の血流を良くすると言ったことも行います。身体の痛みの殆どは筋や腱由来であり、血管痛や骨膜痛はまれです。このために、Inner Muscle Stimulation と称される方もいます。

　ドライニードルの理論や用語はテキサス州ダラスで暗殺された米国大統領 John　F. Kenedy の腰痛の主治医であった麻酔科医の Janet Travell が始めたように誤解されがちで

すがそうではありません。一般的な用語も実は古くから使われています。

　麻酔筋肉に圧迫を加えると飛び上がる程痛い症状をJump Signと呼びますが、この症状を患者に発見したのはJohn Kellgren (UK) でした（1938）[1]。Trigger PointもJanet Travellが最初に提唱したような印象が強いのですが、Arthur Steindler (US) が1940年にTrigger Pointという用語を使用し始めています[2]。この頃のTrigger Pointの用語は三叉神経痛の患者の皮膚を触れたら痛みが起こる場合に主に使われています。

　筋肉の痛みに対する針刺激が、筋肉の局所麻酔類似の効果を現すことは1941年Brave EAとSigmont H (US)により発表されました[3]。こういった知識と臨床経験を踏まえて、1942年にJanet Travellとその同僚達 (US)は、筋肉の圧痛点に対して"Trigger Point"と言う用語を使用することを提唱しました[4]。

　薬液を注入するWet Needlingに対して針刺入のみのDry Needlingという用語を初めて使用したのはPaulett JDであり、それは1947年のことでした[5]。その後、麻酔科や整形外科の医師によりほそぼそと続けられていましたが、細い針を筋肉に刺入することによる効果についてメカニズムが理解できないこともあり、世間に広まったとは言えませんでした。

　しかし1972年のニクソン訪中の際にニューヨークタイムスが針麻酔を報道したことがきっかけで鍼術の効果がわかり、痛みに関する関心が高まったこととあいまってドライニードリングが注目されるようになりました。Janet Travellもドライニードルの講習会を頻繁に行っており、トリッガーポイント療法とドライニードルの関係は深いです。1981年になってGate Control Theoryで有名なMelzackが筋トリッガーポイントと針の関係を示しました。このためもあり、東洋医学の概念にとらわれない理学療法士が、筋肉への刺激 Inner Muscle Stimulationとした考えで施術し始めました。このため、理学療法士が針を施術することに対して、針は鍼灸師が行うべきであるとする政治的な論争が起こっています。

Reference

1. Kellgren JH: Referred pains from muscle. Br Med J 1: 325 – 327, 1938.

2. Steindler A: The interpretation of sciatic radiation and the syndrome of low back pain. J Bone Joint Surg 22: 28 – 34, 1940.

3. Brav EA, Sigmond H: The local and regional injection treatment of low back pain and sciatica. Ann Int Med 15: 840 – 852, 1941.

4. Travell JG, Rinzler SH, Herman M: Pain and disability of the shoulder and arm. Treatment by intramuscular infiltration with procaine hydrochloride. JAMA 120: 417 – 422, 1942.

5. Paulett JD: Low back pain. Lancet 2: 272 – 276, 1947.

6. Melzack R: Myofascial trigger points: Relation to acupuncture and mechanisms of pain. Arch Phys Med Rehabil 62: 114 – 117, 1981.

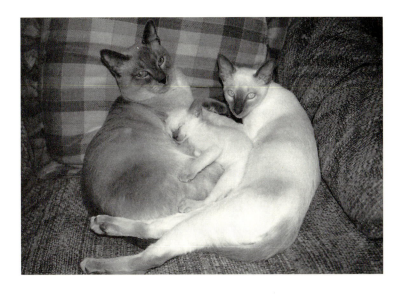

索引

[あ]

赤羽式……………………………48
顎の痛み…………………………54
アスピリン………………………45
阿是穴……………………………1
圧擦 pincer palpation……………30
圧痛点 …1,9,24,25,26,30,39,41,72,73,82
圧痛部位……………………………
1,6,8,19,20,22,23,26,35,41,78,80
圧迫…………………………………
1,5,6,9,10,11,14,15,19,21,22,24,26,27,
31,44,46,49,51,54,57,59,63,65,69,76,
78,81,82
圧迫触診…………………………14
アルファー波……………………38

[い]

胃炎………………………………38
石坂宗哲…………………………62
胃十二指潰瘍……………………38
異常な状態……………………41,42
イソプロピルアルコール………9,46
一発で皮膚を貫通………………31
今井式……………………………28
陰気………………………………43
陰極矩形波………33,35,37,58,64,76
員利針……………………………11

[う]

烏口上腕靭帯……………………72
烏口突起…………………………72
烏口突起外側方…………………72

羽状筋 bipennate muscle…………31
打たれ強い………………………26
うつ病……………………………52
運動点…………………………63,64

[え]

腋窩神経………………………67,73
エフェドリン……………………53
円錐の頂点………………………14
エンドルフィン…………………41

[お]

扇形………………………………14
横断面…………………………14,24
押し手………………………………
3,10,12,13,14,15,22,24,27,31,32,37,63,
81
押し手の指で感じる……………32
温感…………………………19,55,57

[か]

回旋筋腱板……………………72,74
回旋板…………………………39,66
下後鋸筋…………………………79
下行性の痛覚抑制………………20
かすかな抵抗……………………51
肩関節周囲炎…………………18,54
肩甲上神経……………9,65,66,67,73,74
肩手症候群………………………72
肩峰端外下部……………………72
華佗の穴…………………………78
家庭用電源……………………22,36
花粉症……………………………26

上天柱 …………49,50,52,53,54,57,62	棘波………………………………35
肝炎………………………………38	虚血…………8,9,21,22,26,49,51,58
関節窩上腕関節…………………74	筋萎縮性側索硬化症……………1,23
関節包靭帯………………………72	筋緊張性頭痛 …………………50,61
肝兪………………………………78	筋筋膜性疼痛症候群……………50
外腹斜筋…………………………79	筋腱………………………………
顎関節症…………………………61	13,14,19,31,39,40,42,48,53,54,58,62,66,
顎関節痛…………………………61	67,72,74,79
顎二腹筋…………………………55	筋腱移行部………………………
眼精疲労…………………50,54,61	13,14,31,39,42,48,53,54,58,62
［き］	筋硬症……………………………53
機械的刺激 …………1,23,26,40,41,42	筋上膜………………………11,12,29
気管支喘息………………………18,59	筋線維……………………13,14,24,64,79
気胸………………………………73,76,77	筋繊維に対して直角……………15,24,25
帰納………………………………30,41,69	金属を溶出………………………33
胸棘筋……………………………75,78	緊張型頭痛………………………49
胸腔………………………………76	筋肉内刺激………………………25
胸最長筋…………………………75	筋肉を固定 ………………………15,31
胸鎖関節…………………………59	筋腹………………………………20
胸鎖乳突筋………………………53,54	筋紡錘……………………8,20,21,23,26
胸鎖乳突筋鎖骨後頭骨頭 ……………53	筋膜………………………………
狭心症……………………………45,72,75	1,3,4,11,12,25,39,40,50,51,58,64,72,73,
胸腸肋筋…………………………75	79
腰背筋腱膜………………………79	筋膜の肥厚………………………51
胸腰筋膜…………………………79	筋攣縮様拘縮部 …………………8
棘下筋………………67,68,72,73,74	ギシギシ………………………4,12,79
棘間靭帯…………………………69	魚油………………………………45
棘上筋 ………9,14,40,65,66,67,72,73,74	［く］
棘上筋腱……………………40,66,67,72	矩形波……………………………
棘上筋膜…………………………73	26,33,35,37,40,41,42,43,58,64,66,74,76
棘上靭帯…………………………69	首こり病…………………………52
棘突起………………………59,60,69,80	頸神経……………………………49,57

[け]

経筋	24,52
頸筋性うつ	52
頸肩腕症候群	54
頸原性頭痛	49
頸最長筋	59
頸神経叢	57
頸髄 C2	49
頸性神経筋症候群	52
頸椎性神経根症	54
頸背筋膜	58,72
頸板状筋	59
経脈の気の量	43
血管痛	81
血虚	44
結節間溝	72
血流改善	16,20,27,41,66

腱 …… 1,3,5,8,12,13,14,19,20,21,26,31,39,40, 42,48,50,53,54,58,62,66,67,72,73,74,79, 81

肩関節周囲炎	18,54
肩甲下筋	14,40,67,71,72,74,76
肩甲挙筋	58

肩甲骨 …… 1,6,8,14,40,58,65,68,71,72,73,74,76,77

肩甲骨下方回旋	76
肩甲棘基部	73
肩甲骨上方回旋	76
肩甲骨内上角	1,6,8,58,65
肩甲骨内上角	58
肩甲上神経	9,65,66,67,73,74
肩甲上切痕	65,73
肩甲肋骨症候群	58
肩井	63,68
腱の骨付着部	14
腱板	39,40,66,67,72,73,74
肩峰	63,65,66,72,73,74
肩峰下粘液包	72

[こ]

| 交感神経系 | 24,52,53,54,60,69,81 |
| 後頸部 | 26,50,75 |

硬結 …… 1,4,5,6,7,13,16,21,23,24,25,30,42,61,64

虹彩	24
拘縮	1,8,16,18,21,25,49,65,66,69,72
後揉	10,46,47
抗重力筋	19
後上腸骨棘	81
項靱帯	53
梗塞	1,18,45,72
叩打	3,10,46,47
黄帝内経	43
後頭骨下縁	49
後頭神経痛	50,57
広背筋	79
硬膜鞘癒着症候群	72
絞扼	9,19,65,73,74
国分正一	53
巨刺	64
骨膜	19,58,81
骨膜痛	81
こむらがえり	20
五十肩	9,18,21,39,53,54,59,65,66,74

五柱 …………………………………………62
ゴルジ腱器官 …………………………8,21

[さ]

最長筋 ……………………………59,75,78
索状硬結 ………………………4,5,6,7,13,64
鎖骨 ………………………………53,54,64
擦過 …………………………………………6
酸 ……………………………………1,24,41,43
三角筋烏口突起周囲 ……………………66
三角筋下粘液包 …………………………72
三角筋前縁 ………………………………72
三叉神経頸神経複合体 …………………49
三叉神経痛 ……………………………29,82
三焦兪 ………………………………………78
坐骨神経痛 ……………………………18,65,81

[し]

刺針転向 ……………5,13,14,15,24,25,32,51
刺鍼転向法 ………………………………2,4,64
指頭による圧迫に対する応答 ……………5
脂肪層 ……………………………22,42,81
霜降り状態 …………………………………42
斜刺 ……………………53,62,64,66,71,74,76,80
小円筋 ……………………67,68,70,72,73,74
小後頭直筋 …………………………………49,51
掌蹠膿疱症 …………………………………29
小殿筋 ………………………………6,14,80,81
小殿筋 ………………………………6,14,80,81
針管 ………………3,10,15,27,28,31,46,47
神経軸索束 ………………………………20,66
神経不応期 …………………………………41
深層筋 ………………………………5,9,32,36
深層筋の触診 ………………………………5

心臓期外性収縮 …………………………75
心電計 ………………………………………44
深部感覚 ……………………………19,26
C繊維 …………………………………………4
直刺 ……………………………………61,64,76
軸索 …………………8,19,20,22,23,49,65,66,74
雀啄 ………4,11,12,13,24,32,33,36,38,39,40,43,50,
51,52,53,54,55,57,58,59,60,61,62,69,73,
74,76,78,79,80,81
雀啄捻鍼 ……………………………………4
雀啄の振幅 ………………………………32
ジャンプサイン …………………………6
上肩甲横靭帯 ……………………………73
上下圧 ………………………………………15
常在菌 ………………………………………9
上頭斜筋 …………………………………55,57
上腕骨大結節 ……………………………73
上腕神経叢後束 …………………………73
上腕二頭筋長頭腱 ………………………72

[す]

膵炎 …………………………………………38
吸い込まれる ……………………………4,51,73
数秒から30秒程度 ……………………33,41
杉山流 ……………………………………10
ストレス ……………………………………41,62
頭蓋骨 ………………………………14,24,53,62
頭蓋中央 …………………………………49,57
頭蓋中心 …………………………………50,62
頭痛 ……………………………49,50,53,61,62

[せ]

正常な感覚 ……………………………41,42

生理的食塩水……………………12
セイリンJSP ……………………27
脊柱管狭窄症……………………45
脊柱起立筋 ……………………9,20,75
脊椎に向かって…………………59
仙骨………………………………80
剪断波法…………………………17
前胸神経…………………………73
前鋸筋 ……………………14,58,71,72,76
前揉………………………………10,46
前腕橈骨側………………………66

［そ］
僧帽筋……………………………
6,7,8,15,16,49,50,54,58,59,62,63,64,66,
68,71,74,75,76,79
僧帽筋の辺縁（外側）……………49,50
側頭筋……………………………61
組織損傷…………………………2,27
臓腑………………………………43

［た］
退行変性…………………………72
体脂肪……………………………40
対側の目の奥……………………54
大宝医科工業……………………27
太陽病位…………………………53
タコ糸……………………………4,6,7,9,63
多裂筋……………………………59,79
単刺術……………………………26
単収縮……………………………
1,4,16,23,24,25,32,33,41,42,51,52,54,63,
64,70
胆嚢炎……………………………38

胆俞………………………………78
大円筋……………………………68
大胸筋上腕屈側…………………66
大後頭神経三叉神経症候群………50,57
大後頭神経軸索…………………49
大後頭直筋………………………49,51,54
大耳介神経………………………57
大転子……………………………81
大臀筋……………………………6,79,81
大腰筋……………………………40

［ち］
知覚過敏…………………………42
智歯………………………………76
置鍼………………………………23,71,80,81
中臀筋……………………………6,14,80,81
治癒するきっかけ………………12
腸腰靱帯…………………………79
腸肋筋……………………………75,78

［つ］
椎体………………………………80
通電しながら刺入………………33,38,39
摘みながら圧擦…………………63
ツバース…………………………47

［て］
低周波置針療法…………………36,37,41
定喘………………………………60
天柱症候群………………………50
天柱シンドローム………………50
電気刺激…………………………
16,21,22,23,31,35,36,37,39,41,42,46
伝達………………………………19,20,81
伝導………………………………19,20,66,81

デルマトーム	26,30	被施術者に予告	32
[と]		ヒビテンアルコール	9
頭蓋上項線	49,50	皮膚の歪み	10,15
橈骨神経	73	皮膚をスライド	6,7,13,15,46
橈骨動脈	43,44	皮膚を強く張る	15
頭半棘筋	49,50,54	脾兪	78
頭板状筋	49,53,54,57	表在性の感覚	19,26
瞳孔が散大	52	表層筋	5,36
[な]		兵頭教授	49,51
内因性のモルヒネ	20	ピンポイント	5,13,24,64
7秒間雀啄通電	39	ピコリナ	33,35,36,39,66
[に]		ピンチング	19
肉がまといつく	51,73	[ふ]	
乳腺炎	76	風府	53,62,69
乳様突起	54,55,57	不応期	39,40,41,43,66
[ね]		不完全断裂	73
寝違い	57	伏臥位	7,79,80
撚針	11,32	腹臥位	15
[の]		腹診	15
脳溢血	1,18	ふわっと軽く	16,17
脳虚血	26	プツンとした感触	51
[は]		[へ]	
背部正中線上	69	秉風	65,66,73,74
背部兪穴	11,36,43	片頭痛	49,61
八綱弁証	43	[ほ]	
発痛物質	3	膨潤	23
鼻づまり	26,53	紡錘筋	6
鍼の被刺激感覚	51	募穴	11,43
針麻酔	16,20,21,41,42,82	ポカポカ	16,17
反応がある部位	5,30,48,51	[ま]	
[ひ]		麻黄	53,69
皮枝	53	麻黄湯	53,69

松井孝嘉……52

[み]

耳に温感……55,57

耳の疾患……54,57

脈診……15,24,43,48

脈波計……44

[め]

目の奥の痛み……57

[ゆ]

有痛弧徴候……72

歪み測定……17

兪穴……11,36,43

癒着……12,72

[よ]

陽気……43

腰腸肋筋……75

腰椎横突起……80

腰痛……9,18,19,21,31,32,38,39,40,54,69,79,80,81

腰背筋腱膜……79

腰部筋筋膜症……40

翼状……71

翼状肩甲……71

[り]

立毛……53

リハビリ……18,21

菱形筋……14,58,76

良導絡測定……48

リマプロストアルファデクス……45

[れ]

連関痛……30,81

攣縮……5,8,18,23,32,42,50

[ろ]

蝋様化変性……23

6 volt……33

[わ]

和痛……20

ワーファリン……45

[A]

Arthur Steindler……82

[B]

Brave EA……82

[C]

CO頭……53

Cramp……19

[E]

ER針……27,31,50

ES160……33,35,39

[G]

GOTS……50,57

[I]

induration……6,13,21

Induration……23

Inner Muscle Stimulation: IMS……25

[J]

Janet Travell……81,82

John F. Kenedy……81

John Kellgren……82

Jump Sign……6,46,82

[M]

Melzack……82,83

[N]

Nogier……38

[P]

palpable band ……………… 6,63

[S]

Sigmont H……………………… 82

Skillern ……………………… 50

Spasms ……………………… 23

[T]

Taut Band …………………… 4,23

taut band …………………… 6

[W]

Wet Needling ……………… 82

[数字]

100Hz 以下 ……………………… 42

100 μ 秒 ………………………… 35

12 volt ………………………… 33

200 μ A ……………………… 33,39

50 μ A ………………………… 33

69 難 …………………………… 43

73Hz ………………………… 38,39

■著者プロフィール

小田博久（おだ ひろひさ）

大阪薬科大学薬学部卒
関西鍼灸柔整専門学校卒
鳥取大学医学部麻酔学教室、生理学教室
医学博士、薬剤師、はり師、きゅう師、あん摩マッサージ指圧師

職　歴

関西鍼灸短期大学（現関西医療大学）講師
Meiji College Oriental Medicine 学長（San Francisco, Berkeley）
首都医校鍼灸学科教員
くぬぎ山ファミリークリニック

著　書

『漢方処方の手引』『良導絡自律神経調整療法の手引』Japanische Acupunctur (German), Ryodoraku Text (English and Portuguese), Real Ninjya (English), Akabane (English), Pulse Diagnosis (English), その他

ドライニードル入門
―筋・筋膜へのハリ刺激包法―

発　行	2017年11月9日　初版第一刷発行
著　者	小田博久
発行者	杉田宗詞
発行所	図書出版　浪速社 〒540-0037　大阪市中央区内平野町2-2-7-502 TEL 06-6942-5032　FAX 06-6943-1346 振替 00940-7-28045
印刷・製本	モリモト印刷㈱

©Hirohisa Oda, 2017 Printed in japan.
ISBN978-4-88854-509-9 C2047

落丁・乱丁その他不良品がございましたら、お取り替えさせて頂きます。
お手数ですが、お買い求めの書店もしくは小社へお申しつけ下さい。